LIMPEZA E DESINFECÇÃO DE SUPERFÍCIES AMBIENTAIS em TEMPOS DE PANDEMIA DE COVID-19

LIMPEZA E DESINFECÇÃO DE SUPERFÍCIES AMBIENTAIS em TEMPOS DE PANDEMIA DE COVID-19

Silvana Torres

Revisão
Maria Ofélia da Costa

Impressão/Acabamento
Digitop Gráfica Editora

Direitos Reservados
Nenhuma parte pode ser duplicada ou
reproduzida sem expressa autorização do Editor.

sarvier

Sarvier Editora de Livros Médicos Ltda.
Rua dos Chanés 320 – Indianópolis
04087-031 – São Paulo – Brasil
Telefone (11) 5093-6966
sarvier@sarvier.com.br
www.sarvier.com.br

Dados Internacionais de Catalogação na Publicação (CIP)
(Câmara Brasileira do Livro, SP, Brasil)

Torres, Silvana
    Limpeza e desinfecção de superfícies ambientais em tempos de Pandemia da Covid-19 / Silvana Torres. -- 1. ed. -- São Paulo : Sarvier Editora, 2020.

    Bibliografia
    ISBN 978-65-5686-005-3

    1. COVID-19 – Pandemia 2. Coronavírus (COVID-19) – Prevenção 3. Desinfecção ambiental 4. Limpeza de ambientes 5. Serviços de saúde I. Título.

20-42233   CDD-363.15

Índices para catálogo sistemático:
    1. COVID-19 : Limpeza de ambiente : Serviços de
        saúde   363.15

Maria Alice Ferreira – Bibliotecária – CRB-8/7964

Sarvier, 1ª edição, 2020

LIMPEZA E DESINFECÇÃO DE SUPERFÍCIES AMBIENTAIS em TEMPOS DE PANDEMIA DE COVID-19

SILVANA TORRES

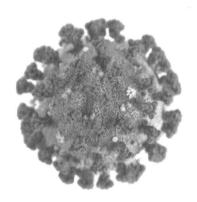

sarvier

AUTORA

SILVANA TORRES

- Enfermeira graduada pela USP – Universidade de São Paulo.
- Licenciatura em Enfermagem pela USP – Universidade de São Paulo.
- Mestre em Ciências pela Disciplina de Infectologia do Departamento de Medicina da UNIFESP – Universidade Federal de São Paulo.
- Especialista em Controle de Infecção Hospitalar pela Universidade São Camilo.
- Especialista em Administração Hospitalar pela Universidade São Camilo.
- Pós-graduada em Desenvolvimento Organizacional e Enfoque Sistêmico na Administração pela FEA – Faculdade de Economia e Administração da USP.
- Coautora do Manual da ANVISA – Segurança do Paciente em Serviços de Saúde: Limpeza e Desinfecção de Superfícies, 2010 e 2012.
- Coautora do livro "Gestão dos Serviços de Limpeza e Desinfecção de Superfícies Ambientais e Processamento de Roupas em Serviços de Saúde", 4ª ed., 2014.
- Docente de vários cursos de pós-graduação.
- Presidente da *Masterclass* de Limpeza e Desinfecção de Superfícies Ambientais da *South America Health Education* (SAHE).
- Fundadora e primeira presidente da Sociedade Brasileira de Hotelaria Hospitalar (presidente na gestão 2001-2003).
- Diretora da ATE – Assessoria e Treinamento em Enfermagem.
- Consultora em Limpeza e Desinfecção de Superfícies Ambientais e Biossegurança em Serviços de Saúde há mais de vinte anos.

Site: www.enfsilvanatorres.com.br

e-mails: enfsilvanatorres@hotmail.com/silvanatorres@globo.com

DEDICATÓRIA

Aos heróis anônimos que sempre estiveram na linha de frente, e que hoje, diante do caos, ganham merecidamente protagonismo e visibilidade: os profissionais que dedicam seu tempo para a limpeza e desinfecção de superfícies ambientais em serviços de saúde!

Silvana Torres

INTRODUÇÃO

Em 11 de março de 2020, a Organização Mundial da Saúde (OMS) emitiu o mais alto nível de alerta da Organização, declarando pandemia do novo coronavírus, chamado de SARS-CoV-2.

Segundo a ANVISA, pandemia é o termo usado para descrever uma situação infecciosa que ameaça muitas pessoas ao redor do mundo simultaneamente.

O alerta serve para que todos os países ativem e ampliem os mecanismos de resposta à emergência em saúde e adotem ações para conter a disseminação da doença entre a população e tratar adequadamente os pacientes.

A busca por respostas rápidas para enfrentar a pandemia, a desinformação e o pânico, tanto da população leiga, como de profissionais que trabalham em serviços de saúde, motivou-me a contribuir com informações claras e tranquilizar a todos sobre o tema Limpeza e Desinfecção de Superfícies Ambientais em época de pandemia por COVID-19.

Embora o foco principal deste conteúdo e seus exemplos sejam os serviços de saúde, a leitura poderá auxiliar outros segmentos, como o hoteleiro, por exemplo, que podem adaptar e transmitir as boas práticas entre seus colaboradores.

Para este livro, procurei reunir as principais dúvidas que chegam diariamente por meio de diferentes meios de comunicação e respaldei as respostas, não só em evidências, como também em experiência prática e na troca de informações com os profissionais que estão construindo um bom legado diante dessa nova situação.

O grande desafio foi escrever sobre um vírus até então desconhecido, com poucas evidências na literatura científica e que tudo está sendo construído agora. As informações da OMS, Agência Nacional de Vigilância Sanitária (ANVISA) e *Center for Disease Control and Prevention* (CDC) foram fundamentais para embasar e respaldar este conteúdo.

Sabemos que tudo pode mudar à medida que novos estudos sejam publicados, mas ao menos uma direção para o rumo certo da limpeza neste âmbito caótico e informações recentes podem ser de grande valia para a execução das boas práticas.

Se fizermos o básico esperado, conseguiremos contribuir de forma significativa para frear a cadeia de transmissão do novo coronavírus.

Silvana Torres

CONTEÚDO

1 Perguntas Frequentes Sobre o Novo Coronavírus 1

O que são coronavírus? 1

O que é COVID-19? 1

Quais os sintomas da COVID-19 e qual o período de incubação da doença? 1

Quais são os grupos de risco com maior probabilidade de contrair a doença na forma mais grave? 2

Qual conduta deve ser tomada em caso de trabalhadores da limpeza pertencentes ao grupo de risco? 2

O que fazer caso o trabalhador da limpeza seja suspeito ou confirmado para COVID-19? Deve ser afastado das atividades profissionais? 3

Quais os testes para COVID-19 disponíveis? 4

Qual a diferença entre resfriado e infecção pelo coronavírus (COVID-19)? 5

Como ocorre a transmissão da doença? 6

É possível se contaminar pelo novo coronavírus duas vezes? 6

Quanto tempo o novo coronavírus sobrevive nas superfícies? 7

Qual a função do álcool em gel no combate à COVID-19? 8

Como o trabalhador da limpeza pode se proteger da COVID-19? 8

Fato ou *fake news* 9

2 Capacitação em Tempos de COVID-19 14

Principais motivos de a capacitação não ocorrer de forma satisfatória e alternativas para solucionar os problemas... 14

Atitudes do líder para empoderar o time de higienização 18

Benefícios do empoderamento 20

Estratégias para enfrentamento da escassez de mão de obra 20

3 Equipamentos de Proteção Individual 23

Requisitos para aquisição de máscaras cirúrgicas 25

Requisitos para aquisição de protetores faciais 25

Requisitos para aquisição de respiradores filtrantes para partículas (PFF) classe 2, N95 26

Requisitos para aquisição de vestimentas de proteção 26

Tipos de EPIs em locais com pacientes suspeitos ou confirmados de COVID-19 26

EPIs sugeridos para limpezas concorrentes e terminais em diferentes áreas 27

Máscaras cirúrgicas 28

Máscara de proteção respiratória N95/PFF2 31

Óculos de proteção ou protetor de face (*face shield*) 33

Luvas de procedimento não cirúrgicas 35

Luvas de borracha.. 37

Avental ou capote.. 38

Gorro... 39

4 Medidas de Prevenção e Controle da Transmissão do SARS-CoV-2 43

Como o profissional da limpeza pode transmitir ou se expor ao novo coronavírus durante suas atividades de rotina 43

Vias de transmissão do SARS-CoV-2 44

Precauções para prevenção e controle da transmissão do SARS-CoV-2 45

Duração do isolamento e das precauções para adultos com COVID-19 51

Recomendações 52

Higiene das mãos... 52

5 Saneantes 56

Classificação dos saneantes quanto ao risco 56

Classificação por áreas e por tipo de superfície................ 58

Desinfetantes com potencial de desinfecção de superfícies contaminadas pelo novo coronavírus 60

Aspectos que merecem atenção antes e após a padronização de desinfetantes.. 62

6 Processos de Limpeza: Algo Mudou? 66

Boas práticas para limpeza e desinfecção de superfícies 68

Limpeza concorrente... 70

Limpeza imediata 74

Limpeza terminal 76

Recomendações importantes! 77

7 Monitoramento da Qualidade da Limpeza 81

Monitoramento da qualidade da limpeza 83

Programa de monitoramento 83

Métodos que auxiliam na avaliação da limpeza de superfícies ambientais 84

Definindo a amostra para a monitorização das superfícies 86

8 Novas Tecnologias 89

Túneis de desinfecção em ambientes públicos e hospitais 89

Desinfecção de locais públicos 91

Tapetes sanitizantes 92

Rodo com radiação ultravioleta-C 95

Métodos *no-touch* 96

Luz ultravioleta-C 96

Vapor de peróxido de hidrogênio (VPH) 98

Superfícies "autodesinfetantes" – revestimentos com ozônio.. 102

Tecidos com micropartículas de prata 103

Atomização, nebulização e pulverização 104

9 Saúde Mental dos Trabalhadores da Limpeza em Tempos de Pandemia 109

Desafios 110

Enfrentamento do medo 110

Sinais de alerta 111

Atenuando o impacto psicossocial da COVID em
profissionais de saúde.. 112

Sugestões da OMS para enfrentamento e prevenção de
consequências psicológicas e mentais relacionadas ao
novo coronavírus... 113

Suporte psiquiátrico do SUS para profissionais de saúde 114

10 Pós-Pandemia 116

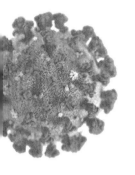

Capítulo 1

PERGUNTAS FREQUENTES SOBRE O NOVO CORONAVÍRUS

O que são coronavírus?

R. De acordo com a Organização Mundial da Saúde (OMS), os coronavírus são uma grande família de vírus que podem causar doenças em humanos ou em animais. Em humanos pode causar desde doenças respiratórias menos graves, como resfriados comuns, até infecções mais graves como síndrome aguda respiratória severa (SARS) e síndrome respiratória do Oriente Médio (MERS).

O que é COVID-19?

R. De acordo com a OMS, COVID-19 é uma doença infecciosa causada pelo novo coronavírus, denominado como SARS-CoV-2. A doença foi descoberta em dezembro de 2019 na China e atualmente é considerada uma pandemia mundial.

Quais os sintomas da COVID-19 e qual o período de incubação da doença?

R. Os sintomas podem variar de quadros leves, moderados a graves, podendo levar à morte. Os mais frequentes são tosse seca, febre e falta de ar.

Outros sintomas podem incluir:
- Cefaleia.
- Calafrios.

- Cansaço ou fadiga.
- Dor de garganta.
- Diarreia.
- Anosmia (incapacidade de sentir odores).
- Hiposmia (diminuição do olfato).
- Ageusia (perda do paladar).
- Mialgia (dores musculares, dores no corpo).
- Conjuntivite.
- Erupção cutânea na pele ou descoloração dos dedos das mãos ou dos pés.

O período de incubação é o tempo entre ser infectado pelo vírus e o início dos sintomas da doença. Segundo a Organização Mundial da Saúde, no caso da COVID-19 esse intervalo varia de 1 a 14 dias.

A maioria das pessoas infectadas não apresenta sintomas, no entanto, transmite o vírus.

É imprescindível que os trabalhadores da limpeza sejam capacitados continuamente para que reconheçam sinais e sintomas clínicos da COVID-19 e comuniquem o mais rápido possível, a fim de impedir ou limitar a transmissão do vírus para outras pessoas, além de provocar surtos na instituição. Quanto mais precocemente forem identificados os suspeitos, mais rapidamente serão adotadas as medidas de prevenção e controle adequadas.

Quais são os grupos de risco com maior probabilidade de contrair a doença na forma mais grave?

R. São os idosos, recém-nascidos, pessoas com comorbidades, tais como diabetes, hipertensão, problemas cardíacos, pulmonares, renais, doenças que comprometem o sistema imunológico etc. De acordo com o Ministério da Economia/Secretaria Especial de Previdência e Trabalho, gestantes também compõem o grupo de risco.

Embora exista o grupo de maior risco, qualquer indivíduo que não tome as devidas precauções pode ser contaminado pelo novo coronavírus.

Qual conduta deve ser tomada em caso de trabalhadores da limpeza pertencentes ao grupo de risco?

R. Preferencialmente, os pertencentes ao grupo de risco devem se afastar de suas atividades profissionais, permanecer em casa, evitando, assim, o contato social. Recursos para evitar demissões devem ser contemplados, como, por exemplo, férias antecipadas ou remanejamento para setores que não sejam da área de saúde etc. Neste último caso, só será possível nos casos de empresas que prestam serviço de limpeza e atuam em vários segmentos do mercado.

O que fazer caso o trabalhador da limpeza seja suspeito ou confirmado para COVID-19? Deve ser afastado das atividades profissionais?

R. Sim, o isolamento é uma medida comprovada para evitar a disseminação do vírus. Na presença de qualquer sinal ou sintoma indicativo de COVID-19, o trabalhador da limpeza deve:

- Ser afastado de suas atividades por até 14 dias (conforme orientação do Ministério da Saúde para o Brasil).
- Relatar essas informações à sua chefia imediata.
- Receber avaliação médica imediata e acompanhamento.
- Informar quais são seus contatos mais próximos.
- Verificar frequentemente a temperatura e observar agravamento de sintomas respiratórios, caso houver, procurar assistência médica.
- Usar máscara.

Segundo a Organização Mundial da Saúde, pacientes com COVID-19 podem espalhar o vírus de 24 a 48 horas antes do início dos sintomas e por até 3 semanas após o início dos sintomas, por isso a importância do isolamento dos suspeitos e confirmados.

De acordo com o CDC (2020), novas evidências mostram que o tempo de duração de isolamento e das precauções para pessoas com COVID-19 deva ser baseado em sintomas e não apenas em testes. Estudos preliminares demonstraram que doentes graves e imunodeprimidos transmitem o vírus por mais tempo, em comparação com pessoas com a forma leve ou moderada.

As novas recomendações a partir desta publicação são:

- Para a maioria dos casos (leves a moderados): suspender as precauções após 10 dias do início dos sintomas E cessação da febre por pelo menos 24 horas sem uso de antitérmicos E melhora de outros sintomas.

- Para casos graves e críticos: prolongar a duração das precauções e isolamento por pelo menos 20 dias a partir do início dos sintomas E cessação da febre por pelo menos 24 horas sem uso de antitérmicos E melhora dos outros sintomas.
- Para quem nunca desenvolveu sintomas (PCR positivo em assintomáticos): manter precaução e isolamento durante 10 dias a contar do primeiro teste positivo; para imunocomprometidos, manter precauções por 20 dias a partir do primeiro teste positivo.

Quais os testes para COVID-19 disponíveis?

R. Os testes disponíveis para COVID-19 são:

RT-PCR (Reverse Transcription – Polymerase Chain Reaction) – Teste Molecular

É considerado o padrão-ouro no diagnóstico da COVID-19, cuja confirmação é obtida por meio da detecção do RNA (da molécula) do SARS-CoV-2 na amostra analisada, preferencialmente obtida pela coleta por meio de *swab* de orofaringe (garganta) ou nasofaringe (nariz). São realizados em laboratórios clínicos e podem levar alguns dias para a emissão de laudo.

O teste RT-PCR identifica o vírus no período em que está ativo no organismo, tornando possível aplicar a conduta médica apropriada: internação, isolamento ou outro procedimento pertinente para o caso em questão.

A coleta pode ser feita preferencialmente entre o 3º e 7º dia após o início dos sintomas.

Sorologia

A sorologia, diferentemente da RT-PCR, verifica a resposta imunológica do corpo em relação ao vírus. Isso é feito a partir da detecção de anticorpos IgA, IgM e IgG em pessoas que foram expostas ao SARS-CoV-2. Nesse caso, o exame é realizado a partir da amostra de sangue do paciente.

É recomendado que seja realizado, pelo menos, 10 dias após o início dos sintomas. Isso se deve ao fato de que a produção de anticorpos no organismo só ocorre depois de um período mínimo após a exposição ao vírus.

Realizar o teste de sorologia fora do período indicado pode resultar em resultado falso-negativo. Em caso de resultado negativo, uma nova coleta pode ser necessária, a critério médico. É importante ressaltar, ainda, que nem todas as pessoas que têm infecção por SAR-CoV-2 desenvolvem anticorpos detectáveis pelas metodologias disponíveis, principalmente aquelas que apresentam quadros com sintomas leves ou não apresentam nenhum sintoma. Desse modo, pode haver resultados negativos na sorologia mesmo em pessoas que tiveram COVID-19 confirmada por PCR.

Testes rápidos

Estão disponíveis no mercado dois tipos de testes rápidos: de antígeno (que detecta proteínas do na fase de atividade da infecção) e os de anticorpos (que identificam uma resposta imunológica do corpo em relação ao vírus). A vantagem desses testes seria a obtenção de resultados rápidos para a decisão da conduta.

Testes rápidos (IgM/IgG) NÃO têm função de diagnóstico (confirmação ou descarte) de infecção por COVID-19. O diagnóstico de COVID-19 deve ser feito por testes de RT-PCR ou teste rápido de antígeno. Embora sem função diagnóstica, os testes rápidos têm relevante utilização no mapeamento do *status* imunológico de uma população (que já teve o vírus ou foi exposta a ele). Tal mapeamento pode contribuir de forma positiva no processo de relaxamento das medidas restritivas, ou seja, quando do controle pandêmico, o mapeamento imunológico terá significativa relevância por ocasião do retorno das atividades.

No entanto, a maioria dos testes rápidos existentes possui sensibilidade e especificidade muito reduzidas, em comparação a outras metodologias, podendo gerar incerteza.

Como o teste rápido não possui a mesma sensibilidade que os demais métodos, é importante ter a orientação e o acompanhamento médico.

Testes rápidos (IgM/IgG) geralmente utilizam sangue, soro ou plasma e demoram alguns minutos para liberar o resultado, a depender do produto (10 a 30 minutos).

Qual a diferença entre resfriado e infecção pelo coronavírus (COVID-19)?

R. A infecção pela COVID-19 não pode ser diferenciada de um resfriado comum. Em ambas as doenças pode haver tosse, febre e dor de garganta. Por esse motivo são importantes a avaliação clínica e os exames complementares, se necessário.

Como ocorre a transmissão da doença?

R. As formas mais comuns de transmissão são:

- Através do contato direto com gotículas expelidas por meio da tosse, saliva, espirro ou fala do indivíduo contaminado para o indivíduo saudável.
- Através do contato indireto por meio das mãos contaminadas pelo novo coronavírus, ao tocar o rosto, os olhos, o nariz e os ouvidos.
- Através do contato indireto com superfícies, objetos, materiais e equipamentos contaminados quando tocados pelas mãos ou luvas de uma pessoa saudável. As superfícies que oferecem maior risco de contaminação e transferência de microrganismos são as mais tocadas pelas mãos e luvas de trabalhadores da limpeza e profissionais de saúde, tais como leitos, mesa de cabeceira e de refeições, painel de gases, maçanetas, torneiras, botões de elevador, corrimões, interruptores de luz, válvula de descarga, chamada de enfermagem, controle remoto, celulares etc.
- Através de aerossóis (partículas menores e mais leves que as gotículas) gerados durante manipulação direta da via aérea como na intubação orotraqueal ou em outros procedimentos potencialmente geradores de aerossóis. Embora o risco seja maior para os profissionais de saúde que realizam esses procedimentos, os aerossóis gerados podem contaminar todo o ambiente, colocando em risco todos os trabalhadores presentes se não foram tomadas as devidas precauções.

As pessoas infectadas com o vírus podem estar transmitindo sem saberem que o têm ou antes que os sintomas apareçam. A biologia e a epidemiologia do vírus tornam difícil a detecção da infecção em seus estágios iniciais, porque muitos casos não apresentam sintomas durante cinco ou mais dias após a exposição.

É possível se contaminar pelo novo coronavírus duas vezes?

R. De acordo com a publicação do *Center Disease Control and Prevention* (CDC) de julho de 2020, até o momento, a reinfecção com SARS-CoV-2 ainda não foi confirmada em nenhuma pessoa recuperada, no entanto, o número de áreas onde a pressão de infecção sustentada foi mantida e, portanto, as infecções provavelmente seriam observadas, permanece limitado.

Se ou quando as pessoas podem ser infectadas novamente com SARS-CoV-2 permanece desconhecido e é objeto de investigação. No entanto existem registros de modificações genéticas documentados na literatura que poderiam levar a mais uma exposição.

Quanto tempo o novo coronavírus sobrevive nas superfícies?

R. Segundo um estudo publicado no *New England Journal of Medicine*, o vírus que causa a COVID-19 pode permanecer de horas a dias em superfícies e em aerossóis.

O estudo sugere que as pessoas podem adquirir o novo coronavírus, tanto após tocar em superfícies e objetos contaminados, como pelo ar, sendo, nesse caso, o vírus detectável durante até 3 horas em aerossóis.

As evidências demonstram que o vírus permanece viável por até 72 horas em materiais de plástico ou aço inoxidável, menos de 4 horas em cobre e menos de 24 horas em papelão. O tempo de sobrevivência do vírus pode variar, dependendo do tipo de superfície, temperatura, umidade do ambiente etc.

Qual a função do álcool em gel no combate à COVID-19?

O etanol (álcool etílico) atua como desinfetante e antisséptico, agindo na desnaturação proteica e lipídica dos microrganismos patogênicos que possam estar depositados nas superfícies inanimadas e da própria pele.

A concentração mais eficaz contra os microrganismos é a de 70%, valores próximos abaixo ou acima deste (60-80%) também mostram resultados satisfatórios.

A higienização das mãos com água e sabão ou com álcool em gel a 70% é uma das recomendações da OMS para o combate à COVID-19.

Como o trabalhador da limpeza pode se proteger da COVID-19?

R. As medidas preventivas mais efetivas que evitam a contaminação e a disseminação da doença são:

Medidas gerais

As medidas gerais são válidas para a população em geral:

- Higiene das mãos frequente com água e sabão ou com álcool em gel a 70% antes e após tocar a face, nariz e boca, antes e após ir ao banheiro, antes e após a retirada de máscara, após tocar uma superfície contaminada ou muito tocada. Caso não tenha álcool em gel (ou em barra) e não tiver acesso à pia para higiene das mãos, redobre a atenção, pois não deverá tocar o rosto até que consiga lavar as mãos.

- Etiqueta da tosse e higiene respiratória: ao tossir ou espirrar, cobrir nariz e boca com lenço descartável (em seguida descartar e higienizar as mãos) ou com o antebraço flexionado, nunca com as mãos.
- Vacinação contra a gripe como forma de prevenção de outras infecções.
- Manter, quando possível, a distância de 2 metros ou no mínimo 1 metro de qualquer pessoa.
- Não manter contato físico com outras pessoas: abraços, beijos, aperto de mãos etc.
- Limpar e desinfetar frequentemente objetos e superfícies que são tocadas frequentemente, como mesas, maçanetas, interruptores, bancadas, torneiras, instalações sanitárias, telefones celulares, chaves etc.
- Não compartilhar objetos de uso pessoal, como talheres, toalhas, pratos, copos, maquiagem, celulares etc.
- Evitar circulação desnecessária nas ruas, estádios, teatros, *shoppings*, *shows*, cinemas e igrejas.
- Tenha uma alimentação e estilo de vida saudável.
- Durma bem e tenha uma alimentação saudável.
- Use uma máscara facial caseira ou artesanal feitas de tecido ao sair de casa. As orientações sobre o uso de máscaras faciais de tecido estão disponíveis em: https://portalarquivos.saude.gov.br/images/pdf/2020/April/06/Nota-Informativa.pdf

Medidas de prevenção e controle do novo coronavírus específicas para serviços de saúde

Em adição às medidas gerais mencionadas, outras medidas de prevenção e controle são recomendadas:

- Ao chegar na unidade de trabalho, e antes de iniciar suas atividades, os profissionais da limpeza devem lavar as mãos com técnica adequada (palma, dorso, espaços interdigitais, dedos, unhas e punho) com água e sabão, evitando levá-las aos olhos, nariz e boca, e utilizar toalhas de papel para secá-las. A higiene das mãos com água e sabão ou com álcool em gel a 70% deve ser feita antes e após a retirada de EPIs, antes e após realização de qualquer processo de limpeza e desinfecção de superfícies, antes e após tocar a face, antes e após as refeições e antes e após ir ao banheiro. Para o tratamento de superfícies contendo matéria orgânica e fluidos corporais, as luvas devem ser descartáveis e, preferencialmente, as mãos devem ser lavadas.

- Recomenda-se a troca de roupas, nos momentos de chegada e saída do serviço de saúde.
- Evitar utilizar o celular durante a jornada de trabalho. Quando fora do ambiente do trabalho, limpe e desinfete-o com frequência.
- Evitar aglomeração de pessoas nas áreas comuns, como refeitórios, copa, lanchonetes e repouso, mantendo o distanciamento entre profissionais, pacientes e acompanhantes de no mínimo 1 metro dentro dos serviços de saúde. Permanecer o menor tempo possível nesses ambientes.
- Se estiver doente, evite contato físico com outras pessoas, principalmente idosos e doentes crônicos.
- EPIs para trabalhadores da limpeza: leia capítulo correspondente.

FATO OU *FAKE NEWS*

Fake news são informações falsas divulgadas como se fossem verdades. São publicadas principalmente em redes sociais.

Os principais motivos que levam às *fake news* são: atrair os leitores para acesso em *sites*, com a finalidade de lucrar com a publicidade digital e a disseminação do ódio para atingir pessoas comuns, políticos, empresas etc.

É dever de todos combater *fake news*, pois pode interferir negativamente em vários setores da sociedade: saúde e segurança, política etc. Uma forma de combater é compartilhar apenas o que se tem certeza e desconfiar de *sites* sensacionalistas.

Vejam algumas notícias relacionadas ao novo coronavírus publicadas na mídia e confiram se é fato ou *fake news*.

Vacina contra a gripe aumenta o risco de complicações relacionadas ao coronavírus

R. Falso! Não existem estudos que correlacionam a vacina da influenza com o risco de adoecimento ou complicações pela COVID-19.

Vacina da gripe protege contra COVID-19

R. Falso! Não, a imunidade conferida pela vacina da gripe é apenas para infecções geradas pelo vírus influenza.

O álcool em gel é mais eficaz do que a lavagem de mãos na prevenção do novo coronavírus

R. Falso! Existem duas alternativas para higienizar as mãos, ambas igualmente eficazes: lavagem de mãos com água e sabão ou aplicação de álcool em gel a 70%.

Se estiver em casa: opte por lavar as mãos, pois tem acesso à pia. Para os que estão com problema de falta de água, a alternativa é o álcool em gel a 70%.

Se estiver na rua: utilize álcool em gel após tocar qualquer tipo de superfície.

Se estiver em um serviço de saúde: realize a higiene das mãos entre um procedimento e outro, antes e após a retirada de luvas, antes e após ir ao banheiro, antes e após as refeições, antes e após a retirada correta dos EPIs etc. Sempre que estiver longe da pia, opte por álcool em gel a 70%. Lembre--se que luvas podem veicular os microrganismos de uma superfície para outra, de superfície para o profissional de saúde e vice-versa, portanto, deve ser substituída (quando descartável) ou limpa e desinfetada sempre que estiver contaminada ou ao término de um processo de limpeza.

Sempre que as mãos estiverem visivelmente sujas deve-se dar preferência à lavagem das mãos.

Depois de repetidas aplicações de álcool em gel, deve-se lavar as mãos.

Obs: se lavar as mãos com água e sabão não é necessário aplicar álcool em gel em seguida. É um procedimento ou outro.

Máscaras sem qualidade são distribuídas pelo Ministério da Saúde (MS)

R. Falso! A proteção dos profissionais de saúde é prioridade para o MS, que estabelece que as máscaras cirúrgicas devem ter três camadas e filtragem mínima de partículas de 95%.

Enfermeiros de UPAs denunciam que novo *software* do SUS para registrar se o paciente tem sintomas da COVID-19 não aceita registrar o não e apenas o sim para disparar o número de mortes

R. Falso! Todas as orientações do MS sobre óbitos relacionados ao novo coronavírus estão disponíveis na publicação "manejo de corpos no contexto da COVID-19". De acordo com a publicação, o atestado de óbito é fornecido pelo cartório, a partir da declaração de óbito fornecida pelo médico que assistiu o paciente.

Máscaras provenientes de doação da China são contaminadas com coronavírus

R. Falso! O MS afirma que não há nenhuma evidência de que produtos enviados da China para o Brasil tragam o coronavírus (COVID-19).

Café previne coronavírus

R. Falso! Até o momento não existem nenhuma substância, vitamina, alimento específico ou vacina que possa prevenir a infecção por coronavírus (COVID-19).

Animais de estimação podem transmitir a COVID-19 aos humanos

R. Falso! Não existem evidências científicas sobre isso. Embora vários cães e gatos que tiveram contato com humanos infectados testaram positivo para a COVID-19, não é possível afirmar que esses animais possam transmitir a doença aos seres humanos e espalhar o vírus.

A COVID-19 só é letal em idosos

R. Falso! Idosos e pacientes com doenças crônicas correm maior risco de desenvolver formas graves da doença, mas pode haver mortalidade entre pessoas de todas as idades que contraem o vírus.

Só pessoas sintomáticas transmitem a COVID-19

R. Falso! Não, mesmo sem sintomas, o indivíduo pode transmitir a doença.

O novo coronavírus não consegue sobreviver em temperaturas acima de 20 graus Celcius

R. Falso! Houve uma pesquisa para estudar o impacto da temperatura na transmissão do SARS-CoV-2. Os resultados mostraram que a maioria dos casos de COVID-19 está concentrada em países não tropicais, com temperaturas que variam de 3-17°C e baixos valores de umidade. Entretanto, o próprio artigo chama a atenção que o maior número de testes nesses países, bem como sua maior conectividade global, poderia influenciar no maior número de casos nos países mais frios, em comparação com países mais quentes e úmidos. O artigo conclui que, de modo algum, os resultados encontrados evidenciam que o SARS-CoV-2 não é transmitido em regiões quentes e úmidas e reforça a importância de intervenções públicas de saúde em todo o mundo, com objetivo de conter o avanço da COVID-19.

Álcool em gel pode ser produzido por receitas caseiras

Falso! Não são permitidas receitas caseiras para a produção de álcool em gel a partir do álcool líquido concentrado. O uso do álcool líquido em elevadas concentrações aumenta o risco de acidentes, como incêndios, queimaduras de grau elevado e irritação da pele e mucosas. O álcool em gel vendido em farmácias e supermercados passam por rigoroso processo de produção, onde todas as etapas são monitoradas pelo controle de qualidade, enquanto o álcool em gel fabricado por métodos caseiros não passa por esse rígido controle, por isso, não há garantia de sua eficácia.

BIBLIOGRAFIA

Agência Nacional de Vigilância Sanitária. Brasília; Nota Técnica Nº 07. Orientações para a prevenção da transmissão de COVID-19 dentro dos serviços de saúde. [Internet]. 2020 Mai 08 [acesso 01 jul 2020]. Disponível em: http://portal.anvisa.gov.br/documents/33852/271858/NOTA+T%C3%89CNICA+--GIMS-GGTES-ANVISA+N%C2%BA+07-2020/f487f506-1eba-451f-bccd--06b8f1b0fed6

Agência Nacional de Vigilância Sanitária. Testes para COVID-19: perguntas e respostas [Internet]. Brasília; 2020 [acesso 14 jun 2020]. Disponível em: http://portal.anvisa.gov.br/documents/219201/4340788/Perguntas+e+respostas+-+testes+para+Covid-19.pdf/9fe182c3-859b-475f-ac9f-7d2a758e48e7

Centers for Disease Control and Prevention. Duration of Isolation and Precautions for Adults with COVID-19. [Internet]; [acesso jul 22, 2020]. Available from: https://www.cdc.gov/coronavirus/2019-ncov/hcp/duration-isolation.html

Laboratório Fleury. Tipos de testes para COVID-19 [Internet]; [acesso 14 jun 2020]. Disponível em: https://www.fleury.com.br/noticias/conheca-os-diferentes-tipos-de-teste-para-covid-19

Ministério da Saúde. NOTA INFORMATIVA Nº 3/2020-CGGAP/DESF/SAPS/MS. Brasília; 2020; [Internet]; [acesso 14 jun 2020]. Disponível em: https://portalarquivos.saude.gov.br/images/pdf/2020/april/06/nota-informativa.pdf

Ministério da Saúde. Saúde sem Fake News. Brasília; 2020; [Internet]; [acesso 15 jun 2020]. Disponível em: http://saude.gov.br/fakenews

Organização Mundial da Saúde. Perguntas e respostas sobre o coronavírus [Internet]; [acesso 14 jun 2020]. Disponível em: https://www.ladoaladopelavida.org.br/detalhe-noticia-ser-informacao/oms-perguntas-e-respostas-sobre-o-coronavirus

Van Doremalen NV, Bushmaker T, Morris DH, Holbrook MG, Gamble A, Williamson BN, et al. Aerosol and surface stability of SARS-CoV-2 as compared with SARS-CoV-1. N Engl J Med. 2020;382:1564-1567.

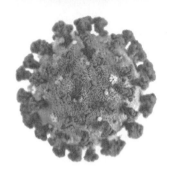

Capítulo 2

CAPACITAÇÃO EM TEMPOS DA COVID-19

Já temos a NR 32, uma norma regulamentadora que estabelece diretrizes básicas para a implementação de medidas de proteção e segurança para todos os trabalhadores em serviços de saúde. Ela recomenda para cada situação de risco a adoção de medidas preventivas e a capacitação contínua dos trabalhadores para o trabalho seguro, fazendo um *link* com outras normas que são complementares, como a de EPIs por exemplo. A norma, por si só, fornece subsídios para que capacitadores embasem seus treinamentos teóricos e práticos para os trabalhadores da limpeza.

Da mesma forma que já temos normas, também temos treinamentos para capacitação desses colaboradores em serviços de saúde.

Com um olhar mais simplista, muitos podem concluir que nada precisaria mudar em meio à pandemia, pois bastaria continuar a fazer o que sempre deveria ter sido feito, certo? Não, esta forma de enxergar a situação está equivocada!

PRINCIPAIS MOTIVOS DA CAPACITAÇÃO NÃO OCORRER DE FORMA SATISFATÓRIA E ALTERNATIVAS PARA SOLUCIONAR OS PROBLEMAS

Ausência de fiscalização do cumprimento da norma

Existe um déficit de fiscais da norma para suprir a alta demanda.

Serviços de saúde bem estruturados, com acreditações nacionais ou internacionais, já cumprem as exigências das agências acreditadoras e, independentemente de serem fiscalizados ou não, já possuem processos bem desenhados e a capacitação ocorre de forma contínua, necessitando apenas de ajustes.

Por outro lado, hospitais ou outros serviços de saúde que não têm protocolos de limpeza alinhados precisam iniciar do zero e o momento crítico exige rapidez. Infelizmente, estes enfrentam risco maior diante da pandemia: contaminações cruzadas, pânico dos trabalhadores da limpeza decorrente do despreparo e insegurança, exposição ao risco de contaminação etc.

A única solução para todos é a antecipação de momentos de crise, ou seja, prever o futuro, simulando situações atípicas, como epidemias, catástrofes etc., e montar protocolos que atendam as adversidades, mesmo que a possibilidade de acontecer sejam remotas.

Capacitadores sem conhecimento técnico e experiência

O primeiro passo seria capacitar os capacitadores e demais lideranças por meio de treinamentos teóricos e práticos, além de possibilitar a participação em eventos e cursos *on-line*.

A escolha da liderança deve ser bem analisada, pois os líderes deverão estar aptos a trabalhar em parceria com o serviço de controle de infecção e com demais lideranças do serviço. As tomadas de decisão nunca serão individuais e sim conjuntas, calculadas para agregar a todos e não só um único serviço institucional.

Para que isso ocorra, é indispensável que o líder seja flexível, acompanhe todos os artigos e livros relacionados ao tema, participe ativamente dos treinamentos para a equipe, participe de eventos e mantenha-se sempre próximo ao colaborador, principalmente nos momentos mais difíceis.

Incompatibilidade entre a teoria e a prática

Durante o planejamento do treinamento é possível evitar tal situação. Todos os materiais e equipamentos apresentados no treinamento devem estar disponíveis na prática, em hipótese alguma podemos treinar o uso adequado de um determinado tipo de EPI, por exemplo, e em campo o funcionário perceber que está em falta. Automaticamente críticas se multiplicam e todos descredibilizam o treinamento. Tudo deve ser viabilizado antes e não durante ou após a capacitação.

Falta de investimento para treinamento *on-line* e ensino a distância

Embora o formato presencial seja indispensável para treinamentos práticos, a tecnologia da informação das próprias instituições pode contribuir para a construção de ferramentas tecnológicas que permitam treinar o trabalhador da limpeza por meio do acesso remotamente ou no próprio ambiente de trabalho.

Os procedimentos operacionais padrão (POPs) também devem estar disponibilizados de forma eletrônica, não só para a equipe de higienização, mas também para todos os profissionais de saúde da instituição consultarem.

Este é o momento que devemos reivindicar maiores investimentos, momento em que gestores estão mais sensíveis à causa, pois perceberam que, se tivessem antecipado recursos da tecnologia da informação, teriam agido mais precocemente no enfrentamento da pandemia, considerando a velocidade da demanda.

Treinamentos sem criatividade e pouco atraentes

Existem peculiaridades dos profissionais da limpeza que devem ser respeitadas. Devemos repensar sobre a educação de adultos, pois, além de maior dificuldade para o aprendizado, muitos dos trabalhadores possuem baixa escolaridade e iniciam o treinamento cansados por dupla ou tripla jornada de trabalho, desmotivados com a remuneração e com problemas de toda a ordem.

O formato usual, "senta e escuta", não atende suas necessidades, em pouco tempo dormem e quando acordados não prestam atenção. Alguns recursos podem motivá-los e mantê-los interessados durante o treinamento.

Participação do colaborador no planejamento do treinamento

Este é o primeiro passo! Nada irá motivar mais o colaborador do que isto. Em vez de criticar os antigos modelos de treinamento, passará a sugerir novos formatos, temas e se sentirá parte do processo, em conjunto com a liderança. O sucesso resultante não será atribuído única e exclusivamente ao líder ou ao capacitador, mas também a ele, fazendo com que nasça um sentimento de pertencimento à equipe, à gestão e à instituição. O envolvimento entre liderança e colaboradores é essencial para garantir o sucesso do treinamento.

Treinamento modular

O treinamento deve ser curto e frequente. Cada módulo deve conter temas específicos relacionados às dificuldades do dia a dia que enfrentam com a pandemia do novo coronavírus

Treinamento lúdico

Com muitas ilustrações, desenhos, gincanas, prêmios etc.

Treinamento realístico

Com simulações de situações do cotidiano, onde o aluno tem que participar e interagir com o outro, como, por exemplo, em uma tomada de decisão: ajudo ou não meu colega de trabalho, mesmo estando sobrecarregado? Uma simulação realística importantíssima que não pode faltar nos treinamentos é a paramentação e desparamentação de EPIs.

Treinamento prático

Com a presença da liderança *in loco*: nesta oportunidade o colaborador poderá mostrar as dificuldades que enfrenta diariamente, com equipamentos, materiais, tempo, cobranças, alta demanda etc. Além disso, a liderança estará próxima ao funcionário, não será mais uma figura distante, inacessível, tomada por atividades burocráticas e em constantes reuniões. Neste momento ele percebe a liderança como parceira de suas atividades e problemas.

Treinamento pontual

O treinamento pontual possibilita a correção do processo realizado de forma incorreta em tempo real e, com isso, impede a continuidade do erro em outras áreas. A manutenção do aprendizado deve ocorrer em tempo real, adequando as rotinas para cobrir as demandas inesperadas, decorrentes da pandemia, que possam surgir.

Feedback contínuo

Isto só será possível se o líder estiver comprometido com os processos de limpeza, atuando diariamente, lado a lado, com a equipe operacional. O *feedback* de ser imediato, pois se algo não está sendo executado corretamente tem que ser corrigido o mais rápido possível, caso contrário, o erro será repetido inúmeras vezes sem que haja intervenção. Obviamente, quem não circula pelo hospital não enxergará os problemas e muito menos conseguirá corrigir as falhas da equipe. Deve ficar claro para o líder que ele é o responsável pela educação de seus colaboradores.

Empoderamento da equipe

Empoderamento profissional significa oferecer ferramentas e dar liberdade e confiança que gerem autonomia aos colaboradores, para que possam executar suas operações de acordo com os aprendizados adquiridos por meio de conscientização e informação.

Ao contrário do que muitos imaginam, uma pessoa empoderada não significa alguém com privilégios e vantagens em relação a outras pessoas, mas sim refere-se aos que procuram liquidar as desigualdades.

Um colaborador empoderado se reconhece como um ser humano em contínuo trabalho de transformação e que, ao transformar-se, transforma o mundo.

ATITUDES DO LÍDER PARA EMPODERAR O TIME DE HIGIENIZAÇÃO

Valorize o trabalho da equipe de limpeza

Em época de pandemia onde o serviço de limpeza ganha grande destaque e protagonismo nos serviços de saúde, encontramos uma excelente oportunidade de iniciar uma campanha institucional de valorização desse serviço e de seus colaboradores.

A valorização da equipe de limpeza é um processo que deve começar na alta gestão da instituição e envolver todos os trabalhadores, de todos os níveis, inclusive administrativos. Os gestores que ocupam os cargos mais altos são os primeiros que devem reconhecer a importância de uma limpeza profissional para proporcionar aos clientes internos e externos um ambiente limpo e seguro para todos.

O objetivo da campanha é que os profissionais da limpeza tenham visibilidade institucional, sejam reconhecidos como essenciais e indispensáveis para o combate ao novo coronavírus, sintam-se orgulhosos por trabalhar em um segmento que tem a capacidade de interromper a cadeia de transmissão de COVID-19 por meio da correta higienização e desinfecção de superfícies do ambiente e percebam que a limpeza pode transformar positivamente a experiência dos clientes.

Certamente, o resultado não será apenas o da valorização do trabalhador da limpeza, mas também o que virá como consequência: maior comprometimento da equipe com o serviço, sentimento de pertencimento à instituição em todas as esferas e orgulho de fazer o que faz.

Valorize mais os que se esforçam para atingir os resultados

Em todos os serviços temos talentos e aqueles que se esforçam muito para atingir os resultados. Ambos devem ser valorizados, porém, quando se elogia os que apresentam maior dificuldade e se esforçam mais para atingir os objetivos, você estará estimulando outras pessoas com a mesma condição a continuar realizando as boas práticas e tornarem-se cada vez mais engajadas e motivadas.

Não seja um chefe e sim um líder

O chefe é centralizador, tudo está sob seu rígido controle, tudo tem que ser feito exatamente como ele quer, nenhum detalhe que foi proposto pode ser deixado de lado. O chefe sempre tem razão.

O líder não centraliza, dá liberdade de criação e de iniciativas proativas, valoriza mais as metas cumpridas, deixa o ego de lado, compartilha os louros com a equipe. O líder aceita críticas e faz autocrítica.

Fale menos! Ouça e observe mais!

O líder deve manter as portas abertas para escutar o funcionário quando ele desejar falar, mostrar-se interessado e grato por suas opiniões, sugestões e críticas.

Esta simples atitude fará com que o colaborador se sinta valorizado e inserido nas decisões do serviço. Além disso, permite estabelecer uma relação de maior confiança entre ambos, que colabora para o aumento da produtividade.

Antes de falar, apontar falhas de processos, o líder deve observar mais e ter certeza do que realmente está ocorrendo para que não haja desgaste na relação entre líder e subordinado.

Acredite no potencial de sua equipe

A maneira mais eficiente de valorizar o trabalho de sua equipe é demonstrar que acredita que todos possam conquistar os resultados esperados e até ultrapassá-los.

Conheça melhor sua equipe

Descubra o que cada membro da equipe faz de melhor e explore ao máximo esse potencial. Saber quais são seus sonhos, desejos, necessidades pessoais, além das expectativas diante dos valores, missão, propósito e metas da instituição é um passo importante para conectar-se à equipe.

Dê autonomia

A autonomia é a base do empoderamento. Aos poucos, forneça autonomia para que os colaboradores sejam capazes de tomar pequenas decisões ao realizarem suas rotinas.

BENEFÍCIOS DO EMPODERAMENTO

Motivação

Pessoas empoderadas são mais motivadas.

Aumento da produtividade

A produtividade aumenta consideravelmente quando o colaborador tem consciência de sua capacidade e encontra autonomia e apoio do líder para enfrentar desafios.

Autoconfiança

O empoderado não aceita rótulos: "você não consegue", "você não pode", "você não sabe". Ele aceita os desafios lembrando do poder que tem dentro de si.

ESTRATÉGIAS PARA ENFRENTAMENTO DA ESCASSEZ DE MÃO DE OBRA

Durante a pandemia do novo coronavírus, serviços de saúde de todo o mundo sofreram com a escassez de profissionais da linha de frente, seja por morte decorrente da COVID-19, por pertencer ao grupo de risco para complicações decorrentes do novo coronavírus, por internação ou afastamento temporário, sem definição do retorno ao trabalho.

A ausência ou a quantidade insatisfatória de EPIs e de insumos básicos, a sobrecarga de trabalho e os impactos na saúde mental estão entre os principais desafios para os trabalhadores da limpeza durante a pandemia provocada pela COVID-19. Esse conjunto de fatores pode acelerar o afastamento de muitos colaboradores, comprometer a qualidade e frequência da limpeza, colapsar serviços de saúde menos estruturados e, principalmente, gerar uma demanda exagerada de capacitações.

Nestes momentos de crise, a essencialidade do trabalho da equipe de limpeza ganha visibilidade total e protagonismo. Nunca, antes, os processos de limpeza foram tão observados, tanto por profissionais de saúde, como por pacientes e visitantes.

O cuidado com as superfícies do ambiente em tempos de pandemia requer atenção máxima, frequência da limpeza, desinfecção aumentada e profissionais capacitados e em número suficiente para a execução dos processos.

Não raro, muitos hospitais apenas sobrecarregam as equipes fazendo com que um único colaborador realize o trabalho de duas ou mais pessoas. Nesse caso, a qualidade e a produtividade do serviço caem drasticamente. Ou seja, esta não é uma opção!

O déficit crônico de trabalhadores de limpeza não é uma novidade em serviços de saúde públicos, apenas ganhou evidência nacional nessa crise. Centenas de hospitais já tentavam driblar a insuficiência de recursos humanos, mesmo antes da pandemia. Hoje, os problemas e a cobrança pela sua resolução ganharam outra dimensão, tornaram-se públicos e a defasagem explícita de pessoal deu lugar à contratação emergencial, com processos seletivos acelerados e remanejamentos.

De acordo com a Agência Nacional de Vigilância Sanitária, em casos de escassez de mão de obra, estratégias de enfrentamento da crise provocada pela pandemia podem ser adotadas pelos serviços de saúde, com a colaboração das áreas de recursos humanos e serviços de saúde ocupacional, tais como:

- Transferência de pacientes com COVID-19 para unidades de saúde ou locais de atendimento alternativos.
- Em caso de profissional assintomático que tenha tido exposição desprotegida ao vírus, tanto no trabalho como no domicílio:
  - Permitir que continue trabalhando.
  - Sempre que possível, testá-los, preferencialmente com RT-PCR.
  - Relatar temperatura e ausência de sintomas todos os dias antes de iniciar o trabalho.
  - Realizar a higiene de mãos com maior frequência e de forma adequada.

– Usar máscara cirúrgica (para controle de fonte) durante toda permanência no serviço de saúde por, pelo menos, 14 dias após o evento de exposição.

Além dessas medidas institucionais, algumas medidas específicas para o serviço de higienização devem ser cogitadas:

- Aceleração de processos seletivos.
- Criação de novas vagas emergenciais para suprir a ausência de trabalhadores pertencentes ao grupo de risco ou positivados para COVID-19.
- Remanejamento de funcionários entre áreas, quando possível.
- Criação de força-tarefa para capacitação emergencial.
- Criação de equipes de limpeza exclusivas para trabalhar em áreas com pacientes suspeitos ou confirmados de COVID-19.

À medida que o número de pacientes com suspeita ou confirmação de infecção por SARS-CoV-2 aumenta ou diminui ou se o profissional da limpeza adoece e é afastado do trabalho, o dimensionamento de pessoal deverá ser recalculado.

BIBLIOGRAFIA

Agência Nacional de Vigilância Sanitária. Brasília. Nota Técnica Nº 07. Orientações para a prevenção da transmissão de covid-19 dentro dos serviços de saúde. [Internet]. 2020 Mai 08 [acesso 01 jul 2020]. Disponível em: http://portal.anvisa.gov.br/documents/33852/271858/NOTA+T%C3%89CNICA+-GIMS-GG-TES-ANVISA+N%C2%BA+07-2020/f487f506-1eba-451f-bccd-06b8f1b0fed6

Ministério do Trabalho e do Emprego. Norma Regulamentadora Nº 32. Brasília. [Internet]. 2005 Nov 11 [acesso 01 jul 2020]. Disponível em: http://www.guia-trabalhista.com.br/legislacao/nr/nr32.htm

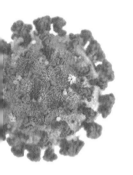

Capítulo 3

EQUIPAMENTOS DE PROTEÇÃO INDIVIDUAL

De acordo com a Agência Nacional de Vigilância Sanitária, equipamentos de proteção individual (EPIs) são barreiras físicas, entre aquele que utiliza o equipamento de proteção e o agente infeccioso, utilizadas para proteger o profissional de indivíduos infectados, materiais, superfícies e produtos potencialmente infecciosos, medicamentos tóxicos e outras substâncias potencialmente perigosas usadas na assistência à saúde.

Os EPIs devem ser utilizados de acordo com o risco de exposição em cada procedimento.

O uso de EPI é um direito do trabalhador assegurado como medida de proteção e segurança. Se temos que enfrentar uma guerra contra o vírus, que seja com armamento compatível com o perigo, os equipamentos de proteção individual.

Entre os principais desafios enfrentados por trabalhadores de serviços de saúde no enfrentamento da pandemia mundial provocada pela COVID-19, estão a falta de equipamentos de proteção individual, sobrecarga de trabalho e impactos na saúde mental.

Diante dessa constatação, entidades de classe e pesquisadores frequentemente se posicionam sobre a escassez dos EPIs e alertam que a saúde do trabalhador pode ser fortemente comprometida e o déficit de profissionais pelo afastamento devido à contaminação pode afetar drasticamente a rede de atendimento, principalmente o Sistema Único de Saúde.

Não sabemos ao certo o número exato de trabalhadores da saúde infectados no Brasil, mas conhecemos o histórico de vários países que, mesmo tendo condições de adquirir equipamentos de segurança adequados, tiveram grande incidência de contágio e mortes nessa população.

As denúncias sobre a falta de EPIs se acumulam pelo País e a demora em abastecer os serviços é acompanhada pelo sentimento de frustração, pois a velocidade do contágio não acompanha o mesmo ritmo da espera. Quando chegam aos serviços de saúde, a quantidade geralmente é insuficiente para cobrir a demanda e nem sempre são de boa qualidade. Não raramente, a situação insustentável faz com que conselhos de classe a até Ministério Público sejam notificados.

Enquanto a população leiga acompanha incrédula a falta de equipamentos básicos para a proteção dos trabalhadores, não imagina que essas deficiências são crônicas na grande maioria dos hospitais, principalmente públicos, e toda essa situação caótica faz parte do dia a dia. Os problemas apenas se tornaram visíveis para todos e se aprofundaram.

Cabe a ressalva de que a escassez de EPIs não ocorre só no País, mas em todo o mundo, mesmo em países com boa estrutura na saúde e com dinheiro para pagar, mas, em situação de pandemia, todos querem ao mesmo tempo, em todos os lugares.

Por meio da nota técnica Nº 4/2020, a ANVISA orienta sobre as estratégias que podem ser utilizadas para facilitar a disponibilidade de EPIs diante da escassez global:

Educação e monitoramento

Por meio de treinamento teórico e prático deve-se orientar e monitorar o uso seguro do EPI:

- Colocação e retirada (momento em que o trabalhador mais se contamina).
- Quando e qual deve ser utilizado, evitando o uso excessivo e indiscriminado.
- Como e onde descartar.
- Como desinfetar.
- Onde armazenar.

Realizar e divulgar protocolos

Os protocolos de utilização devem ser baseados nos riscos de exposição e vias de transmissão do patógeno. Deve ser discriminado o tipo de EPI de acordo com o trabalhador que fará o uso, risco e atividade a ser realizada.

Equipes de limpeza que já contavam com uma liderança presente, atuante e estimuladora não sofreram tanto impacto diante do novo coronavírus, pois já recebiam treinamentos frequentes antes da pandemia. Cabe a essa mesma liderança promover ajustes de acordo os protocolos institucionais, reforçar os treinamentos teóricos e práticos e adaptar as estratégias institucionais para disponibilização de EPIs para os trabalhadores do serviço de higienização.

De acordo com a RDC 379 da ANVISA, requisitos para aquisição de EPIs adquiridos de forma extraordinária e temporária deverão ser adotados por esta resolução, em virtude da emergência de saúde pública internacional relacionada ao SARS-CoV-2.

Requisitos para aquisição de máscaras cirúrgicas

As máscaras cirúrgicas para uso odonto-médico-hospitalar devem:

- Ser confeccionadas em material nãotecido, de forma que cubra nariz e boca do usuário e possua um clipe nasal de material maleável que permita ajuste do contorno do nariz e bochechas.
- Atender às normas técnicas da Associação Brasileira de Normas Técnicas (NBR 14.873/2002 e NBR 15.052/2004), tendo no mínimo uma camada interna, uma camada externa, com, obrigatoriamente, um elemento filtrante com repelência a fluidos que possua eficiência de filtragem de partículas (EFP)³98% e eficiência de filtragem bacteriológica (BFE)³95%. A eficiência da filtração deve ser informada pelo fabricante.
- Ser proibida quando em tecido de algodão, tricoline, TNT ou outros que não sejam do tipo nãotecido de uso odonto-médico-hospitalar para uso pelos profissionais em serviços de saúde.

Requisitos para aquisição de protetores faciais (*face shield*)

- Os protetores faciais de peça inteira devem ser confeccionados em material impermeável e transparente.
- Devem ser confortáveis ao usuário, não possuindo extremidades ou defeitos que possam causar acidentes.
- Deve permitir que permaneça estável durante o tempo esperado de uso.
- O visor deve ter, preferencialmente, 0,5mm de espessura, 240mm de largura e 240mm de altura.

Requisitos para aquisição de respiradores filtrantes para partículas (PFF) classe 2, N95

Os respiradores PFF/N95 devem:

- Ser fabricados parcial ou totalmente de material filtrante que suporte o manuseio e uso durante todo o período para qual foi projetado.
- Atender às normas da Associação Brasileira de Normas Técnicas (NBR 13.697/2010 e NBR 13.698/2011).

Requisitos para aquisição de vestimentas de proteção

Vestimentas como aventais, roupas privativas e macacões devem ser fabricadas em material nãotecido para uso odonto-médico-hospitalar ou serem resistentes à penetração de fluidos transportados pelo ar e atender às normas técnicas da Associação Brasileira de Normas Técnicas.

TIPOS DE EPIs EM LOCAIS COM PACIENTES SUSPEITOS OU CONFIRMADOS DE COVID-19

É importante que o trabalhador da limpeza seja conscientizado e tenha a convicção de que a paramentação completa não o protege do novo coronavírus sem que as medidas preventivas mais básicas, como, por exemplo, a rigorosa higiene das mãos, não sejam cumpridas nos momentos certos e na frequência esperada. O uso adequado de EPIs deve-se somar às precauções de contato e precauções aéreas, preconizadas para áreas com pacientes suspeitos ou confirmados de COVID-19.

O tipo de EPI a ser utilizado para limpezas concorrentes e terminais dependerá do risco, dos recursos do serviço de saúde, da atividade a ser realizada e do local onde o trabalhador da limpeza irá realizar o processo. Mesmo em serviços bem estruturados, com bom estoque de EPIs, seu uso deve ser monitorado, assim como, sua real necessidade, pois o abastecimento pode ser comprometido devido à alta demanda. A ordem é usar de forma racional e segura.

É importante ressaltar que, preferencialmente, o colaborador da limpeza não deve entrar no quarto ou enfermaria de pacientes suspeitos ou confirmados de COVID-19, enquanto estes estiverem recebendo algum tipo de assistência pelos profissionais de saúde.

EPIs sugeridos para limpezas concorrentes e terminais em diferentes áreas

Para quartos, enfermarias, box e áreas de pacientes suspeitos ou confirmados de COVID-19 (Nota Técnica ANVISA Nº 07/2020)

Máscara cirúrgica – de acordo com a ANVISA, as máscaras cirúrgicas devem ser utilizadas por todos os profissionais do serviço de saúde, durante todo o tempo em que o trabalhador permanecer nesse estabelecimento, para a proteção pessoal e como medida para reduzir a transmissão da COVID-19. Especificamente para profissionais da limpeza, a recomendação é o uso de máscara cirúrgica para limpeza dessas áreas ou N95 se precisar realizar a higiene do quarto/área/box em que há a realização de procedimentos geradores de aerossóis.

No entanto, em situações de escassez, seu uso deve ser priorizado para os profissionais que têm contato direto, menos de 1 metro, com pacientes. Embora tenhamos essa recomendação oficial, muitos serviços de saúde, supridos com EPIs em quantidades suficientes para atender a demanda, têm sugerido, em seus protocolos, o respirador N95 para a realização de todas limpezas concorrentes em locais ocupados por pacientes suspeitos ou confirmados de COVID-19, independente de estar sendo realizado procedimentos geradores de aerossóis ou não.

Óculos de proteção ou protetor facial (*face shield*) – os óculos de proteção ou protetores faciais devem ser usados sempre que houver risco de respingos provenientes de matéria orgânica e produtos químicos durante a limpeza e a desinfecção das superfícies.

Independente dessa situação de pandemia por COVID-19, devem ser utilizados sempre que seja realizada a limpeza e/ou desinfecção de tetos ou paredes para a proteção da face e mucosas de respingos, sujidades ou pequenos fragmentos. Geralmente a limpeza de tetos e paredes ocorre durante a limpeza terminal, de acordo com a frequência estabelecida no procedimento operacional padrão desse processo ou a qualquer momento que sejam necessárias a limpeza e a desinfecção imediata.

Luvas – a recomendação da nota técnica é de utilização de luvas de borracha com cano longo para limpeza dessas áreas, lembrando de lavar e desinfetar após cada uso.

Limpeza e Desinfecção de Superfícies Ambientais em Tempos de Pandemia de COVID-19

O uso de luvas não substitui a higiene das mãos, portanto, deve-se higienizá-las antes da colocação e após a retirada das luvas.

Avental – a recomendação é de que utilize avental para a realização das rotinas de limpeza em locais com pacientes suspeitos e confirmados de COVID-19. Caso haja risco de respingos de matéria orgânica ou produtos químicos, deve-se utilizar um avental impermeável.

No entanto, independentemente de ser um quarto ou enfermaria de isolamento para pacientes suspeitos ou confirmados de COVID-19 ou não, para terminais é recomendável o uso de avental impermeável.

Botas impermeáveis – o calçado utilizado em todo e qualquer processo de limpeza e desinfecção de superfícies deve seguir a recomendação da Norma Regulamentadora Nº 32. Deve ser totalmente fechado, cobrindo totalmente os pés, impermeável, sem cadarço e com sola antiderrapante. A mesma recomendação se aplica para botas.

Para áreas comuns: corredores, áreas administrativas, vestiários etc., na ausência de pacientes suspeitos ou confirmados

Máscara cirúrgica.

Para limpeza e desinfecção de veículos utilizados para transporte de pacientes, exemplo ambulâncias

A Nota Técnica recomenda o uso de máscara cirúrgica. Demais EPIs devem ser definidos pelas comissões de controle de infecção hospitalar.

Para consultórios

Máscara cirúrgica – demais EPIs devem ser definidos pelas comissões de controle de infecção hospitalar.

MÁSCARAS

Máscaras cirúrgicas

O que são máscaras cirúrgicas?

São máscaras confeccionadas em nãotecido de uso médico-hospitalar, que devem possuir uma manta filtrante que assegure sua eficácia em filtrar microrganismos e reter gotículas, devendo ser testadas e aprovadas conforme a norma da Associação Brasileira de Normas Técnica NBR 15.052/2004.

Finalidade

As máscaras cirúrgicas têm como finalidade impedir ou dificultar a propagação de gotículas respiratórias e o contágio por meio de microrganismos, tanto do profissional de saúde para o paciente, quanto do paciente para o profissional de saúde. Protege o trabalhador da saúde de infecções por gotículas transmitidas a curta distância e pela projeção de sangue ou outros fluidos corporais que possam atingir suas vias respiratórias.

Quem deve usar?

De acordo com a Nota Técnica Nº 07/2020 da ANVISA, as máscaras cirúrgicas devem ser utilizadas, sempre que possível, por todos os profissionais do serviço de saúde, durante todo o tempo que permanecer no serviço de saúde, para proteção pessoal e controle de fonte, como medida para reduzir a transmissão da COVID-19. Portanto, essa recomendação também se aplica aos trabalhadores da limpeza.

Por quanto tempo posso usar?

A máscara cirúrgica deve ser trocada sempre que houver perda de integridade, como sinais de sujidade, umidade ou quando o usuário sentir dificuldade para respirar.

De acordo com o *Centers for Disease Control and Prevention*, o número de horas que a máscara cirúrgica pode ser utilizada dependerá de fatores como umidade e duração do turno, o que na prática corresponderia a 6 horas. Essa estratégia de emergência de uso prolongado deverá ser priorizada em relação à reutilização (CDC, 2020).

As máscaras cirúrgicas podem ser reutilizadas ou reprocessadas?

De acordo com a Nota Técnica Nº 4 da ANVISA, as máscaras cirúrgicas são de uso individual e confeccionadas para que sejam de uso único, descartáveis, pois se deteriorarão com o uso prolongado, exposição à umidade e à desinfecção, como produtos químicos, calor e radiação.

Segundo o CDC, embora não seja recomendado, em casos emergenciais, quando não há suprimento necessário, devem-se estabelecer métodos e protocolos padronizados para garantir a eficácia do processo e manter a integridade da máscara cirúrgica após o reprocessamento (CDC, 2020).

Como o número de vezes que a máscara pode ser reprocessada é desconhecido, recomenda-se que seja inspecionada minuciosamente antes de cada reutilização, a fim de detectar possíveis danos.

O que fazer quando não existe nenhuma máscara cirúrgica disponível?

O CDC aponta duas alternativas: usar apenas um protetor facial ou uma combinação de uma máscara de tecido de não uso profissional e um protetor facial (CDC, 2020)

Onde devem ser descartadas?

Devem ser descartadas em sacos vermelhos. Excepcionalmente, durante essa fase de atendimento aos pacientes suspeitos ou confirmados de infecção pelo novo coronavírus (SARS-CoV-2), caso o serviço de saúde não possua sacos vermelhos para atender a demanda, poderá utilizar os sacos brancos leitosos com o símbolo de infectante para acondicionar esses resíduos.

Como colocar e retirar?

Técnica de colocação para duplas tiras:

1. Higienizar as mãos.
2. Amarrar a tira superior no centro da cabeça.
3. Amarrar a tira inferior no pescoço.
4. Ajustar a haste flexível ao nariz.
5. Ajustar à face e à região anterior do queixo.

Técnica para a retirada para duplas tiras:

1. Higienizar as mãos.
2. Remover a máscara tocando apenas nas tiras.
3. Descartar.
4. Higienizar as mãos.

ATENÇÃO!

– Nunca utilizar a máscara pendurada no pescoço, orelha, crachá ou posicionada abaixo da boca.
– Trocar sempre que estiver úmida, suja, não íntegra ou a cada 6 horas.

- Não cortar a tira inferior.
- Não guardar nos bolsos.
- Não toque na máscara sem antes realizar a higiene das mãos.

Máscara de proteção respiratória N95/PFF2

O que são máscaras N95/PFF2?

A máscara de proteção respiratória N95, produzida nos Estados Unidos da América, corresponde ao tipo PFF2 (eficiência de 94%), no Brasil. O respirador N95 com filtro PFF2/P2 é um equipamento de proteção individual que promove vedação adequada na face e, por meio de filtro eficiente, é capaz de reter contaminantes na forma de aerossóis.

Finalidade

É indicada para a realização de procedimentos geradores de aerossóis, como, por exemplo, intubação ou aspiração traqueal, ventilação mecânica não invasiva, ressuscitação cardiopulmonar, ventilação manual antes da intubação, coletas de amostras nasotraqueais, broncoscopias etc. No entanto, em situações específicas, também há indicação de uso por profissionais que não estão envolvidos diretamente na assistência.

Quem deve usar máscaras N95/PFF2?

É importante que se preserve o trabalhador da limpeza e se estabeleça, por meio de protocolos de processos, que o acesso às áreas ocupadas com pacientes suspeitos e confirmados para COVID-19 seja limitado.

No caso de limpeza concorrente, esse trabalhador só deverá entrar no quarto, enfermaria ou box quando nenhum tipo de procedimento relacionado à assistência estiver ocorrendo. Dessa forma, o risco devido à exposição à possível aerolização ambiental poderá ser reduzido.

Outra recomendação é que o trabalhador da limpeza não se aproxime dos pacientes e mantenha distância de ao menos 1 metro entre pessoas.

Embora a recomendação seja o uso de máscaras cirúrgicas e que se priorize a máscara N95 para profissionais de saúde que realizam procedimentos próximos ao paciente, muitos serviços de saúde com disponibilidade desse tipo de EPIs orientam a utilização do respirador N95 pela equipe de limpeza durante limpezas concorrentes e terminais.

Um estudo demonstrou que o SARS-CoV-2 permaneceu viável em aerossóis por 3 horas (Doremalen et al., 2020).

Em resposta aos questionamentos recebidos, a Gerência Geral de Tecnologia em Serviços de Saúde da ANVISA destaca que os serviços de saúde brasileiros podem determinar ações de prevenção e controle MAIS RIGOROSAS que as definidas nas notas técnicas, a partir de uma avaliação caso a caso e de acordo com sua realidade e recursos disponíveis.

Mais especificamente, a Nota Técnica Nº 04/2020 detalha quem deve usar a máscara N95:

- Profissionais de saúde que realizam procedimentos geradores de aerossóis como, por exemplo, intubação ou aspiração traqueal, ventilação mecânica não invasiva, ressuscitação cardiopulmonar, ventilação manual antes da intubação, coletas de amostras nasotraqueais, broncoscopias etc.
- Profissionais de saúde e de apoio que desenvolvam suas atividades em uma área em que há realização de procedimentos geradores de aerossóis e que possam estar expostos à contaminação, de acordo com a avaliação da CCI.

Por quanto tempo posso usar?

O tempo de utilização pode variar dependendo da frequência de uso, da conservação do usuário, condições do estoque e armazenamento etc.

O armazenamento adequado é fundamental para a conservação da N95. Após seu uso devem ser colocadas em sacos de papel com a identificação do funcionário e guardadas em local designado para esse fim.

Segundo a ANVISA, o tempo de uso em relação ao período de filtração contínua do dispositivo deve considerar as orientações do fabricante. O número de reutilizações da máscara N95, pelo mesmo profissional, deve considerar as rotinas orientadas pelos serviços de controle de infecção do serviço de saúde e constar no Protocolo.

Muitos serviços de saúde têm utilizado a N95 pelo período de 7 dias na alta demanda, como o da pandemia, sempre considerando a integridade e funcionalidade da máscara.

Onde devem ser descartadas?

No mesmo local em que as máscaras cirúrgicas são descartadas: saco vermelho ou branco leitoso com o símbolo de infectante.

Posso utilizar a máscara cirúrgica por baixo da N95?

Não, essa prática não deve ser realizada, pois prejudicará o ajuste e a vedação da máscara à face.

Como colocar e retirar?

Técnica de colocação:

1. Higienizar as mãos.
2. Abra a máscara.
3. Separe as duas tiras elásticas.
4. Encaixe a parte inferior da máscara no queixo.
5. Posicione o elástico inferior atrás do pescoço.
6. Posicione o elástico superior na parte superior da cabeça.
7. Ajuste o clipe para o nariz, utilizando os dedos para moldar.
8. Observe se a máscara está ajustada perfeitamente, realizando o teste de vedação: inalar e exalar o ar até que se perceba uma pressão negativa por meio de contração. Observe se há escape de ar pelas bordas, se sim, reajuste a máscara e teste novamente.

Técnica para retirada:

1. Higienizar as mãos.
2. Remover o elástico inferior.
3. Remover o elástico superior.
4. Remover a máscara segurando os dois elásticos.
5. Guardar a máscara em saco plástico ou envelope de papel identificado com o nome do usuário. Mantê-la em local designado para esse fim. Caso observe sinais de deformação, umidade ou sujidade, deve ser substituída.
6. Higienizar as mãos.

ATENÇÃO! Não tocar na parte frontal ou interna da máscara.

ÓCULOS DE PROTEÇÃO OU PROTETOR DE FACE (*FACE SHIELD*)

Finalidade

Os óculos de proteção devem cobrir a frente e a lateral dos olhos, e os protetores faciais, a frente e a lateral da face e devem ser utilizados quando houver risco de exposição do profissional da limpeza a respingos de matéria orgânica, fluidos corporais e produtos químicos.

Limpeza e Desinfecção de Superfícies Ambientais em Tempos de Pandemia de COVID-19

Também são recomendados como forma de proteção da pele e mucosas do rosto durante a limpeza de tetos e paredes, onde podem ocorrer desprendimento de fragmentos e sujidades dessas superfícies mais altas.

Quem deve usar?

Além dos profissionais de saúde expostos ao risco de contaminação por matéria orgânica e fluidos corporais, o profissional da limpeza também deve utilizar quando exposto aos mesmos riscos, porém durante a realização de atividades diferentes.

Colocação e retirada

- Higienizar as mãos.
- Ajustar os óculos de proteção à face e, no caso de máscara facial, ajustá-la na cabeça.
- Remover os óculos de proteção ou máscara facial pelas hastes, sem que a parte frontal dos óculos ou da máscara facial seja tocada.
- Higienizar as mãos.

ATENÇÃO!

- Após cada uso, os óculos ou máscara facial devem ser lavados com água e sabão e serem desinfetados com produto compatível com a superfície do material para que não sejam danificados (opacificados). Devem-se usar luvas para a limpeza e desinfecção desses EPIs.
- Existem óculos de proteção de sobrepor para os trabalhadores que usam óculos de grau, basta encaixá-los nos óculos de grau.
- A máscara facial pode ser utilizada em substituição aos óculos de proteção e também para a proteção da parte externa da máscara N95, se necessário.
- Os óculos de proteção e a máscara facial são de uso individual.

LUVAS

A utilização adequada das luvas tem como objetivo tanto a proteção das mãos do trabalhador de agentes contaminantes, como a prevenção de transmissão de microrganismos. Funcionam como barreira, tanto ao entrar em contato direto com o paciente, como também com superfícies, mobiliários e equipamentos.

Luvas de procedimento não cirúrgicas

Quando usar?

De acordo com a Nota Técnica Nº 04/2020, para a realização de limpeza e desinfecção de superfícies ambientais de quartos, enfermarias, box e áreas de pacientes suspeitos ou confirmados de COVID-19, recomendam-se luvas de borracha de cano longo.

Mesmo com essa recomendação, muitos serviços de saúde (com recursos para isso) acabam optando por luvas de procedimentos, pois uma das precauções exigidas para o isolamento por COVID-19 são as de contato e, embora o funcionário da limpeza não tenha contato direto com pacientes e não esteja envolvido na assistência, ele tem contato indireto com superfícies com alto grau de toques, mesmo que distante do paciente, e também fazem tratamento de superfícies com matéria orgânica (que requer luva de procedimento).

O uso de luvas de borracha envolve uma logística maior quando comparada às luvas de procedimento, pois temos que assegurar vários passos e estrutura para que as luvas de borracha não se transformem em um veículo de transferência de microrganismos de uma superfície para outra: higiene das mãos antes da colocação e após retirada, limpeza e desinfecção das luvas após cada utilização, local adequado para deixar as luvas desinfetadas antes de prosseguir para outro quarto etc. Já com luvas de procedimento, eliminamos dois passos, o da limpeza e o da desinfecção das luvas, pois serão descartadas.

Sempre que uma técnica envolve muitos passos, o risco de erro aumenta, principalmente em situações de estresse, por alta demanda de trabalho e poucos executores, ausência de supervisão *in locus*, capacitação sobre uso adequado de EPIs deficiente, treinamentos sem *feedback*, falta de estrutura para a realização da limpeza e desinfecção das luvas (principalmente de cano longo) etc.

É sabido que um dos pontos desfavoráveis para o uso de luvas de procedimento é o aumento do volume de resíduos, mas, em situações emergenciais, como o caso de pandemias, deve-se, ao menos, cogitar uma avaliação da possibilidade do uso em locais ocupados por pacientes confirmados ou suspeitos de COVID-19, levando em conta os recursos institucionais disponíveis.

Outro ponto dessa nota técnica é que recomenda que as luvas de procedimentos não cirúrgicos devem ser utilizadas, no contexto da epidemia da COVID-19, em qualquer contato com o paciente ou seu entorno

36 Limpeza e Desinfecção de Superfícies Ambientais em Tempos de Pandemia de COVID-19

(precaução de contato). Embora a limpeza concorrente de superfícies do entorno do paciente, enquanto internado, seja feita pela enfermagem, os profissionais da limpeza assumem a limpeza terminal após a alta e terão que limpar essas mesmas superfícies que possivelmente estarão contaminadas. Quando realizada pela enfermagem, tais superfícies são limpas e desinfetadas com a utilização de luvas de procedimento e não de borracha, por se tratar de precaução de contato.

A mesma nota técnica, que recomenda os diferentes EPIs por tipo de atividade e por profissional, quando se refere especificamente aos profissionais da limpeza deixa em aberto o tipo de luva a ser utilizado (exceto para quartos, enfermarias e box), deixando a definição da escolha para o serviço de controle de infecção.

Como calçar e retirar?

Técnica de colocação das luvas de procedimento:

1. Higienize as mãos.
2. Retire uma luva da caixa.
3. Toque apenas uma área restrita da luva correspondente ao pulso (extremidade superior do punho) e calce a primeira luva.
4. Retire a segunda luva da caixa com a mão sem luva e toque apenas uma área restrita da superfície correspondente ao pulso.
5. Para evitar o contato com a pele do antebraço com a mão calçada, dobre a parte externa da luva a ser calçada nos dedos dobrados da mão calçada, permitindo assim o calçamento da segunda luva.

Técnica de retirada das luvas de procedimento:

1. Toque a parte interna da luva na altura do pulso para removê-la, sem tocar na pele do antebraço, e retire-a da mão, permitindo assim que a luva vire do avesso.
2. Segure a luva retirada com a mão enluvada e deslize os dedos da mão sem luva na parte interna entre a luva e o pulso. Remova a segunda luva, rolando-a para baixo sobre a mão e dobrando-a na primeira luva.
3. Descarte as luvas e higienize as mãos.

Recomendações sobre o uso de luvas de procedimento pela equipe de limpeza

- Higienizar as mãos antes da colocação e após a retirada das luvas. O uso de luvas não substitui a higiene das mãos.

- Nunca lavar ou desinfetar as luvas de procedimentos, elas devem ser descartadas após o uso.
- Caso o funcionário utilize avental, as luvas de procedimento devem ser o último EPI a ser colocado (cobrindo o punho do avental) e o primeiro a ser retirado, ou seja, as luvas devem ser retiradas antes da retirada do avental.
- Utilizar sempre que houver risco de contato com matéria orgânica e fluidos corporais.
- Devem ser descartadas e substituídas sempre que danificadas ou com sinais de sujidade.
- Não toque, desnecessariamente, em superfícies ou objetos com luvas. Exemplo: maçanetas, botão de elevador etc.
- Nunca sair de quartos, enfermarias, box, isolamento com as luvas. Elas devem ser retiradas ainda dentro dessas áreas.
- Evitar o uso de cremes hidratantes nas mãos antes de colocar as luvas, pois podem afetar sua integridade.
- Nunca utilizar luvas sobrepostas (2 luvas).

ATENÇÃO! Quando é definido, por meio de protocolo, que as luvas de procedimento sejam colocadas antes de entrar no quarto e retiradas antes de sair do quarto de pacientes suspeitos ou confirmados de COVID-19, o principal desafio é que a caixa de luvas que fica no interior do quarto não seja contaminada por aerossóis. É preciso definir estrategicamente o local onde a caixa irá permanecer.

Luvas de borracha

Conforme dito anteriormente, em nota técnica da ANVISA, as luvas de borracha com cano longo são recomendadas para limpeza e desinfecção de superfícies ambientais de quartos, enfermaria e box de pacientes suspeitos ou confirmados de COVID-19. Para as demais áreas, recomenda que a definição do tipo de luva e de outros EPIs utilizados pela equipe de higienização sejam definidos pelo serviço de controle de infecção. Dependendo dos recursos disponíveis pela instituição, pode-se optar por luvas de borracha ou luvas de procedimento.

Da mesma forma que a luva de procedimento, a luva de borracha é um equipamento de proteção individual que tem como finalidade proteger as mãos dos trabalhadores de agentes contaminantes, como a prevenção de transmissão de microrganismos.

São reutilizáveis após sua limpeza e desinfecção. De acordo com a Nota Técnica Nº 01/2020 da ANVISA, após o uso, as luvas de borracha devem ser lavadas com água e sabão e desinfetadas.

Quando as luvas de borracha possuem cano longo, aumenta a proteção, pois diminuem a exposição e contaminação do antebraço por produtos químicos, matéria orgânica, fluidos corporais e sujidades.

Para atividades que não envolvam matéria orgânica e fluidos corporais, as luvas de borracha são preferidas por muitos serviços de higiene para atividades relacionadas à limpeza de superfícies. Alguns fatores contribuem para isso, tais como: são mais resistentes, quando comparadas às luvas de procedimento, principalmente na manipulação de produtos químicos, oferecem maior segurança ao usuário por serem mais grossas, são necessárias muitas utilizações antes que sejam descartadas, o que contribui para menor geração de resíduos etc.

AVENTAL OU CAPOTE

Finalidade

Para a equipe de higienização, o avental funciona como barreira, tendo como objetivo prevenir a contaminação das vestes e pele do trabalhador quando existe risco de exposição à matéria orgânica, fluidos corporais e produtos químicos durante a realização dos processos de limpeza.

Características

- Deve ser de manga longa e cobrir, além dos braços, do pescoço até os joelhos.
- Preferencialmente, o avental deve ter punho de malha ou elástico.

Quando usar?

De acordo com a Nota Técnica Nº 04/2020 da ANVISA, o avental deve ser usado pelo colaborador para limpeza e desinfecção de superfícies em quartos, enfermarias e box de pacientes suspeitos ou confirmados de COVID-19, caso haja risco de exposição à matéria orgânica ou fluidos corporais do paciente (exemplo, tratamento de superfícies com matéria orgânica) que possam respingar e ultrapassar a barreira do avental, o profissional deve usar avental impermeável.

Nessa recomendação, temos o paciente dentro desses ambientes, portanto, estamos tratando de uma limpeza concorrente. Na nota não são especificados os EPIs para limpeza terminal, no entanto, devemos lembrar que, independente de época de pandemia ou não, para limpezas terminais é recomendado o uso de aventais impermeáveis, justificado pela própria natureza da operação, que expõe muito mais a vestimenta e possivelmente a pele do trabalhador, do que em uma limpeza concorrente: exemplo, uso de enceradeira para lavar o piso, soluções detergentes/desinfetantes para lavar o banheiro e enxágues, ou seja, maior quantidade de água e produtos químicos envolvidos no processo etc.

Técnica de colocação

1. Higienizar as mãos.
2. Vestir o avental com a abertura para trás.
3. Amarrar as tiras no pescoço e na cintura.

Técnica de retirada

1. Higienizar as mãos.
2. Desamarrar as tiras do pescoço e depois da cintura.
3. Retirar pelo avesso.
4. Se descartável, desprezar no recipiente de resíduos infectantes; se de tecido, colocar no hamper de roupa suja para processamento. Deve ser retirado antes de sair do quarto, enfermaria ou box do paciente.
5. Higienizar as mãos.

GORRO

Embora o gorro não seja citado como EPI para a realização de limpeza e desinfecção de superfícies ambientais em quartos ou enfermarias de pacientes suspeitos ou confirmados de COVID-19, é aconselhável que os trabalhadores da limpeza o utilizem durante as limpezas terminais.

O gorro está indicado para a proteção dos cabelos e cabeça dos trabalhadores da limpeza, prevenindo exposições a respingos de matéria orgânica e produtos químicos, assim como de partículas que podem ser desprendidas de paredes e teto. Deve ser de material descartável e seu descarte deve ser realizado como resíduo infectante.

ATENÇÃO! De acordo com a ANVISA, devem ser criados espaços físicos ou virtuais para recebimento de denúncias sobre irregularidades quanto ao fornecimento e o uso incorreto de EPI nos serviços de saúde.

BIBLIOGRAFIA

Agência Nacional de Vigilância Sanitária. Brasília, Nota Técnica Nº 07. Orientações para a prevenção da transmissão de COVID-19 dentro dos serviços de saúde. [Internet]. 2020 Mai 08 [acesso 01 Jul 2020]. Disponível em: http://portal.anvisa.gov.br/documents/33852/271858/NOTA+T%C3%89CNICA+-GIMS-GGTES-ANVISA+N%C2%BA+07-2020/f487f506-1eba-451f-bccd--06b8f1b0fed6

Agência Nacional de Vigilância Sanitária. Brasília. COVID-19: tudo sobre máscaras faciais de proteção. [Internet]. 2020 Mai 12 [acesso 01 Jul 2020]. Disponível em: http://portal.anvisa.gov.br/noticias?p_p_id=101_INSTANCE_FXrpx9qY7FbU&p_p_col_id=column2&p_p_col_pos=1&p_p_col_count=2&_101_INSTANCE_FXrpx9qY7FbU_groupId=219201&_101_INSTANCE_FXrpx9qY7FbU_urlTitle=covid-19-tudo-sobre-mascaras-faciais--de-protecao&_101_INSTANCE_FXrpx9qY7FbU_struts_action=%2Fasset_publisher%2Fview_content&_101_INSTANCE_FXrpx9qY7FbU_assetEntryId=5877231&_101_INSTANCE_FXrpx9qY7FbU_type=content

Agência Nacional de Vigilância Sanitária. Brasília. Levantamento de questionamentos recorrentes recebidos pela Gerência Geral de Tecnologia em Serviços de Saúde GGTES/ANVISA sobre a emergência de saúde pública internacional – COVID 19 – relacionada ao SARS-CoV-2. [Internet]. 2020 Mai 26 [acesso 01 Jul 2020]. Disponível em: http://portal.anvisa.gov.br/documents/219201/5764725/Perguntas+e+respostas+-+2+edi%C3%A7%C3%A3o/b17ce39e-33c1-46c1-a6c0-77eae3226846

Agência Nacional de Vigilância Sanitária. Brasília. Nota Técnica Nº 12. Manifestação sobre o processamento (reprocessamento) de Equipamentos de Proteção Individual (EPIs). [Internet]. 2020 Mai 08 [acesso 01 Jul 2020]. Disponível em: http://portal.anvisa.gov.br/documents/219201/4340788/Nota+Te%C2%B4cnica+12+GGTES.pdf/42dfec78-8651-4714-b5dd-e9840f9b6037

Agência Nacional de Vigilância Sanitária. Brasília; Nota Técnica Nº 04/2020. Brasília. Orientações para serviços de saúde: medidas de prevenção e controle que devem ser adotadas durante a assistência aos casos suspeitos ou confirmados de infecção pelo novo coronavírus (SARS-CoV-2). [Internet]. 2020

Mai 08[acesso 01 Jul 2020]. Disponível em: http://portal.anvisa.gov.br/documents/33852/271858/Nota+T%C3%A9cnica+n+04-2020+GVIMS-GGTES-ANVISA/ab598660-3de4-4f14-8e6f-b9341c196b28

Agência Nacional de Vigilância Sanitária. Resolução RDC Nº 379, de 30 de abril de 2000. Altera a Resolução de Diretoria Colegiada – RDC nº 356, de 23 de março de 2020, que dispõe, de forma extraordinária e temporária, sobre os requisitos para a fabricação, importação e aquisição de dispositivos médicos identificados como prioritários para uso em serviços de saúde, em virtude da emergência de saúde pública internacional relacionada ao SARS-CoV-2. Diário Oficial da União: República Federativa do Brasil [Internet]. 2020 Abr 30. Disponível em: http://portal.anvisa.gov.br/documents/10181/5809525/RDC_379_2020_.pdf/be9c4dec-cf3d-4139-9f7c-37c2f5b8044b

Associação Brasileira de Normas Técnicas. Artigos de nãotecido de uso odonto-médico-hospitalar – Máscara cirúrgica – Requisitos. NBR 15052. [Internet]. 2004 Abr 30. [acesso 01 Jul 2020]. Disponível em: https://www.zambini.org.br/pdfs/ABNT%20NBR%2015052-2004%20%20-%20Artigos%20de%20n%C3%A3otecido%20de%20uso%20odonto-m%C3%A9dico-hospitalar%20-%20M%C3%A1scaras%20cir%C3%BArgicas%20-%20Requisitos.pdf

Associação Brasileira de Normas Técnicas. Equipamento de proteção respiratória — Filtros para partículas. NBR 13697. [Internet]. 2010 Set 24. [acesso 01 Jul 2020]. Disponível em: https://www.zambini.org.br/pdfs/ABNT%20NBR%2013697-2010%20%20-%20Equipamento%20de%20prote%C3%A7%C3%A3o%20respirat%C3%B3ria%20%E2%80%94%20Filtros%20para%20part%C3%ADculas.pdf

Associação Brasileira de Normas Técnicas. Equipamento de proteção respiratória – Peça semifacial filtrante par partículas. NBR 13698. [Internet]. 2011 Abr 24. [acesso 01 Jul 2020]. Disponível em: https://www.zambini.org.br/pdfs/ABNT%20NBR%2013698-2011%20%20-%20Equipamento%20de%20prote%C3%A7%C3%A3o%20respirat%C3%B3ria%20%E2%80%94%20Pe%C3%A7a%20semifacial%20filtrante%20para%20part%C3%ADculas.pdf

Associação Brasileira de Normas Técnicas. Nãotecido para artigos de uso odonto-médico-hospitalar – Determinação da eficiência da filtração bacteriológica. NBR 14873. [Internet]. 2002 Set 29. [acesso 01 Jul 2020]. Disponível em: https://www.abntcatalogo.com.br/norma.aspx?ID=1846

Associação Nacional de Medicina do trabalho. Brasília. Guia prático de gestão em saúde no trabalho para COVID-19. [Internet]. 2020 Jul [acesso 26 Jul 2020]. Disponível em: https://www.anamt.org.br/portal/wp-content/uploads/2020/07/Guia-Pra%CC%81tico-de-Gesta%CC%83o-em-Sau%CC%81de-no-Trabalho-para-COVID-19_20-07-20.pdf

Centers for Disease Control and Prevention. Duration of isolation and precautions for adults with COVID-19. [Internet]. 2020 Jul 22 [acesso Jul 25, 2020]. Disponível em: https://www.cdc.gov/coronavirus/2019-ncov/hcp/duration--isolation.html

Centers for Disease Control and Prevention. Operational considerations for personal protective equipment in the context of global supply shortages for coronavirus disease 2019 (COVID-19) Pandemic: non-US Healthcare Settings. [Internet]. 2020 May 05 [acesso Jul 22, 2020]. Available from: https://www.cdc.gov/coronavirus/2019-ncov/hcp/non-us-settings/emergency-considerations--ppe.html

Ministério do Trabalho e do Emprego. Norma Regulamentadora Nº 32. Brasília. [Internet]. 2005 Nov 11 [acesso 01 Jul 2020]. Disponível em: http://www.guia-trabalhista.com.br/legislacao/nr/nr32.htm

Van Doremalen N, Bushmaker T, Morris DH, Holbrook MG, Gamble A, Williamson BN, et al. Aerosol and surface stability of SARS-CoV-2 as compared with SARS-CoV-1. N Engl J Med. 2020;382:1564-7.

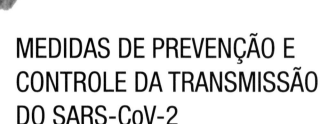

Capítulo 4

MEDIDAS DE PREVENÇÃO E CONTROLE DA TRANSMISSÃO DO SARS-CoV-2

O potencial de exposição ao SARS-CoV-2 não se limita às interações diretas com o paciente. O profissional da limpeza, quando não capacitado e supervisionado, pode transmitir ou se expor ao vírus de diferentes formas.

COMO O PROFISSIONAL DA LIMPEZA PODE TRANSMITIR OU SE EXPOR AO NOVO CORONAVÍRUS DURANTE SUAS ATIVIDADES DE ROTINA

- Por meio de exposições não protegidas a colegas de trabalho assintomáticos ou pré-sintomáticos em qualquer área comum, como, por exemplo, áreas de descanso, refeitório, vestiário etc.
- Por meio do contato das mãos ou luvas com superfícies ou objetos contaminados.
- Não mantendo o distanciamento de no mínimo 1 metro entre pessoas. O distanciamento é necessário, independente de o funcionário estar dentro ou fora em um quarto ou enfermaria com pacientes suspeitos ou confirmados de COVID-19, inclusive no momento da desparamentação.

- Não usando os equipamentos de proteção individual adequados às atividades.
- Não realizando higiene das mãos frequentemente, antes e após cada procedimento de limpeza, antes da colocação de EPIs e após a retirada, antes e após ir ao banheiro, após tratamento de superfícies com matéria orgânica e fluidos corporais, antes e após contato com superfícies contaminadas etc. A higiene das mãos após a remoção do EPI é particularmente importante para remover quaisquer patógenos que possam ter sido transferidos para as mãos durante o processo de remoção.
- Tocando a face com as mãos, promovendo, assim, a autocontaminação.
- Tocando a parte frontal ou interna da máscara com as mãos, contaminando a máscara.
- Não adotando etiqueta respiratória.

As recomendações de precaução devem ser baseadas nos modos de transmissão da doença. As precauções têm como objetivo impedir a disseminação de microrganismos do paciente para outros indivíduos.

VIAS DE TRANSMISSÃO DO SARS-CoV-2

Um informe técnico publicado pela Organização Mundial da Saúde em julho de 2020 inclui novas evidências sobre a transmissão do SARS-CoV-2.

Vias de transmissão – novas evidências

Por contato

Contato direto, indireto ou contato próximo com pessoas infectadas

Transmissão através de saliva, secreções respiratórias e de gotículas respiratórias (> 5-1μm de diâmetro) expelidas durante a fala, tosse, espirro ou canto.

Contato indireto com objetos ou superfícies contaminadas

Transmissão através do contato das mãos de um hospedeiro suscetível com objetos e superfícies contaminados.

Transmissão aérea

Transmissão através de aerossóis (< 5μm de diâmetro)

- Aerossóis são gerados durante manipulação direta da via aérea em procedimentos como intubação orotraqueal, aspiração traqueal, ventilação manual antes da intubação etc.

Mesmo na ausência de procedimentos que gerem aerossóis, o SARS-CoV-2 pode espalhar aerossóis em ambientes fechados e com pouca ventilação. Uma das hipóteses para que isso ocorra é a de que várias gotículas respiratórias gerem aerossóis microscópicos por evaporação. Outra hipótese é que o ato de falar e a própria respiração normal resultem em aerossóis.

Van Doremalen et al. compararam a viabilidade do SARS-CoV-1 e SARS-CoV-2 em aerossóis e os resultados demonstraram que o SARS-CoV-2 permaneceu viável em aerossóis durante 3 horas.

Outras formas de transmissão

Amostras de urina e as fezes de alguns pacientes também detectaram o RNA do SARS-CoV-2, no entanto, até o momento não houve relatos publicados de transmissão de SARS-CoV-2 através de fezes ou urina.

Também foi relatada, em alguns estudos, a detecção do RNA do SARS-CoV-2, no plasma ou no soro, podendo o vírus replicar-se nas células sanguíneas.

Existem evidências de que humanos infectados com SARS-CoV-2 podem infectar cães, gatos e outros mamíferos, no entanto, ainda não está claro se esses mamíferos infectados apresentam risco significativo de transmissão para humanos.

PRECAUÇÕES PARA PREVENÇÃO E CONTROLE DA TRANSMISSÃO DO SARS-CoV-2

Obs.: para saber detalhes sobre os EPIs listados em todos os tipos de precauções, leia o capítulo correspondente.

Precauções padrão

Precauções padrão são medidas básicas de prevenção que devem ser aplicadas no cuidado direto ou indireto para todo e qualquer paciente, independente do seu estado infeccioso. Tem como objetivo prevenir e controlar a transmissão de microrganismos através do contato com pacientes, superfícies do ambiente, sangue e fluidos corporais.

Higiene das mãos

As mãos são consideradas a principal via de transmissão de microrganismos, não só durante a assistência ao paciente, como também durante o contato com superfícies e objetos contaminados, alvos constantes de ações de limpeza e desinfecção pelo time de higienização.

A higiene das mãos pode ser feita através da sua lavagem com água e sabão ou fricção com álcool em gel a 70%.

Luvas

As luvas devem ser utilizadas sempre que houver risco de contato com sangue, secreções, produtos químicos e superfícies contaminadas.

Avental

O avental com manga longa deve ser utilizado sempre que houver risco de contato do uniforme e superfícies corporais com sangue, secreções, produtos químicos e superfícies contaminadas. Também deve ser utilizado em áreas de isolamento que requeiram seu uso e durante as limpezas terminais, neste caso recomenda-se o avental impermeável. Recomenda-se a higienização das mãos antes da colocação e após a retirada do avental.

Óculos de proteção e máscara

Os óculos de proteção e protetores faciais têm como objetivo proteger a mucosa ocular de respingos de matéria orgânica, fluidos corporais e produtos químicos. Os óculos devem ter anteparo nas bordas superiores e laterais.

A máscara deve ser utilizada para prevenir a exposição de mucosas oral e nasal a respingos de sangue, fluidos corporais ou produtos químicos, assim como a prevenção de infecções por inalação. Como medida preventiva contra o novo coronavírus, o trabalhador da limpeza deve usar máscara cirúrgica durante toda a jornada de trabalho, em qualquer área da instituição.

Etiqueta respiratória

A etiqueta respiratória é importante para conter gotículas e secreções respiratórias, especialmente em casos de infecções virais do trato respiratório. Todos os trabalhadores da saúde, pacientes e visitantes devem ser orientados para cobrir a boca com um lenço descartável quando tossir ou espirrar e após o uso descartá-lo. A higiene das mãos deve ser realizada após contato com secreções respiratórias.

Limpeza das superfícies do ambiente

As superfícies que mais oferecem risco são as frequentemente tocadas por profissionais de saúde, pacientes e visitantes. Para essas superfícies, a limpeza e a desinfecção devem ter frequência aumentada (mínimo de 3 × dia). As limpezas concorrente e terminal devem seguir um cronograma que determine sua frequência, de acordo com cada área. Leia capitulo correspondente.

Prevenção de acidentes com perfurocortantes

Todos os materiais que perfurem ou cortem devem ser descartados em coletores próprios, rígidos, resistentes, estanques e que atendam à Norma Técnica NBR 13.853 da Associação Brasileira de Normas Técnicas.

Cuidados que devem ser tomados pela equipe de higienização ao recolher os coletores de perfurocortantes:

- Somente recolha os coletores fechados. O fechamento do coletor é de responsabilidade da equipe de enfermagem.
- Os coletores devem ser recolhidos somente pelas alças ou pegadura, nunca segure no corpo do coletor, pois há risco de perfuração ou corte.
- Não recolha coletores que estejam com excesso de perfurocortantes, com mais de 2/3 de sua capacidade total preenchida ou acima da linha demarcatória.
- Não encoste o coletor ou saco de resíduos no corpo.
- Nunca arremessar coletores ou pressionar sacos que os contenham no carro de coleta, pois podem romper-se e ocasionar acidentes.
- Não recolher materiais perfurantes e cortantes encontrados em locais inadequados: piso, bancadas, leito do paciente etc. Cabe ao funcionário da limpeza informar a enfermagem sobre a presença de perfurocortantes em locais inadequados e aguardar o recolhimento antes de iniciar a limpeza do local.
- Manter as tampas dos carros coletores de resíduos sempre fechadas. Para isso, devem-se utilizar carros de coleta de tamanho com-

patível com a demanda de resíduos da área onde estão sendo recolhidos, pois o coroamento do carro de transporte de resíduos é inaceitável, podendo atrair insetos e demais vetores.

– Nunca recolher resíduos, seja perfurocortante ou não, sem os EPIs específicos para coleta: avental, máscara, luvas específicos para este fim.

Lembre-se: a utilização de *mop* cabeleira aumenta o risco de acidentes com perfurocortantes, pois no momento da escovação da cabeleira, antes do processo de lavagem, o funcionário corre o risco de acidentar-se, pois na maioria das vezes esse processo é manual!

Precauções de contato

As precauções de contato são medidas preventivas que visam prevenir a transmissão de microrganismos epidemiologicamente importantes a partir de pacientes com doenças transmitidas pelo contato para outros pacientes, profissionais ou visitantes, seja de forma direta, com a superfície corporal do paciente, seja de forma indireta, por meio de contato com superfícies e objetos. Precauções de contato devem ser instituídas adicionalmente às precauções padrão.

As principais medidas preventivas para a equipe de limpeza ao entrar em áreas de pacientes suspeitos e confirmados de COVID-19 com precauções de contato são:

Higiene das mãos – antes de entrar e ao sair do quarto de isolamento, antes e após cada processo de limpeza, antes e após tocar superfícies do ambiente com as mãos, antes e após o uso de EPIs e após tratamento ou contato com superfícies contendo matéria orgânica ou fluidos corporais.

Uso de avental – sempre que houver possibilidade de contato do uniforme ou da pele com matéria orgânica, produtos químicos ou com superfícies frequentemente tocadas por profissionais, pacientes e visitantes. Deve ser de manga longa, com abertura para trás e vestido no quarto ou antessala. Não é necessário que seja descartável, no entanto, se for reusável, encaminhar para o processamento assim que terminar a limpeza concorrente local. É recomendável que para limpezas terminais o avental seja impermeável.

Luvas de borracha com cano longo – devem ser utilizadas para a realização dos processos de limpeza. Após o uso devem ser limpas e desinfetadas antes de ser utilizadas em um próximo local. Em casos de tratamento de superfícies com matéria orgânica, recomenda-se o uso de luvas descartáveis. A higiene das mãos deve ser realizada antes da colocação e após a retirada das luvas. Muitos serviços já adotam luvas descartáveis para limpeza e desinfecção de mobiliário e outras superfícies mais tocadas, independentemente de ser área de isolamento ou não; nesse caso, as luvas devem ser descartadas ainda no quarto.

Máscara – o trabalhador da limpeza deve usar máscara cirúrgica durante toda a jornada de trabalho, em qualquer área da instituição.

Óculos de proteção ou protetor facial – para a proteção contra respingos nos olhos ou face provenientes de matéria orgânica, fluidos corporais ou produtos químicos.

Ambiente – aumentar a frequência da limpeza e desinfecção concorrente de superfícies mais tocadas por profissionais, pacientes e visitantes, no mínimo três vezes ao dia.

Precauções por gotículas

Essas precauções visam prevenir a transmissão de microrganismos por via respiratória por partículas maiores que 5 micras de pacientes com doença transmissível, geradas pela tosse, espirro, canto ou durante a fala. Essas gotículas (> 5 micras) podem atingir a via respiratória alta, ou seja, mucosa das fossas nasais e mucosa da cavidade bucal e se depositar a curta distância (1 a 1,5m).

Higiene das mãos – antes de entrar e ao sair do quarto de isolamento, antes e após cada processo de limpeza, antes e após tocar superfícies do ambiente com as mãos, antes e após o uso de EPIs e após tratamento ou contato com matéria orgânica ou fluidos corporais.

Máscara – o trabalhador da limpeza deve usar máscara cirúrgica durante toda a jornada de trabalho, em qualquer área da instituição.

Avental – deve ser utilizado sempre que houver possibilidade de contato do uniforme ou da pele com matéria orgânica e fluidos corporais, produtos químicos ou com superfícies frequentemente tocadas por profissionais, pacientes e visitantes. Embora o trabalhador da limpeza deva manter-se afastado do leito do paciente, a utilização do avental é indicada, pois existem possibilidades de contato do uniforme e da pele com superfícies contaminadas, principalmente durante limpezas concorrentes de quartos ou enfermarias pequenos.

Luvas – devem ser utilizadas luvas de borracha de cano longo para a realização dos processos de limpeza. Após o uso devem ser limpas e desinfetadas antes de ir para a próxima área a ser limpa. Em casos de tratamento de superfícies com matéria orgânica, recomenda-se o uso de luvas descartáveis. A higiene das mãos deve ser realizada antes da colocação e após a retirada das luvas.

Óculos de proteção com anteparo lateral nas bordas laterais e superiores – para a proteção dos olhos do profissional da limpeza, sempre que houver risco de exposição a sangue, fluidos corporais e produtos químicos. Podem ser substituídos por protetor facial.

Precauções por aerossóis (núcleo de gotículas)

Aerossóis são partículas com menos de 5 micras de diâmetro, menores e mais leves que as gotículas, que permanecem suspensas no ar por longos períodos e, quando inaladas, podem penetrar mais profundamente no trato respiratório.

As precauções por aerossóis são medidas preventivas indicadas para quartos, enfermarias ou box ocupados por pacientes suspeitos ou confirmados de COVID-19 que possam transmitir microrganismos por aerossóis durante procedimentos realizados pela equipe assistencial.

Pacientes com infecção pelo SARS-CoV-2 podem gerar aerossóis em alguns procedimentos, tais como intubação ou aspiraçao traqueal, ventilação mecânica não invasiva, ventilação manual antes da intubação etc. Recomenda-se que o profissional da limpeza não entre nessas áreas enquanto o procedimento esteja sendo realizado.

Higiene das mãos – antes de entrar e ao sair do quarto de isolamento, antes e após cada processo de limpeza, antes e após tocar superfícies do ambiente com as mãos, antes e após o uso de EPIs e após tratamento ou contato com matéria orgânica ou fluidos corporais.

Luvas – devem ser utilizadas luvas de borracha de cano longo para a realização dos processos de limpeza. Após o uso devem ser limpas e desinfetadas antes de ir para a próxima área. Em casos de tratamento de superfícies com matéria orgânica, recomenda-se o uso de luvas descartáveis. A higiene das mãos deve ser realizada antes da colocação e após a retirada das luvas.

Máscara ou respirador N95 – deve-se orientar o funcionário da limpeza para que não entre em áreas onde estejam sendo realizados procedimentos que provoquem aerolização. Caso seja imprescindível, ele deve usar o respirador N95. Se não houver procedimentos que liberem aerossóis, o funcionário da limpeza deve utilizar a máscara cirúrgica, priorizando, assim, o respirador para profissionais de saúde. Em situações em que a instituição tenha EPIs suficientes para a demanda, a N95 pode ser recomendada para todos que entrarem nos locais onde as precauções por aerossóis estejam instituídas, inclusive para o pessoal da limpeza. Muitas instituições já recomendam a utilização do respirador N95 para qualquer profissional que necessite entrar em áreas de coorte (unidade destinada exclusivamente para o atendimento de pacientes com suspeita ou confirmação de COVID-19), independentemente de estar envolvido na assistência ou não, inclusive profissionais da limpeza, até porque nem sempre a equipe de limpeza é informada se houve ou não procedimento envolvendo geração de aerossóis. A N95 deve ser colocada antes de entrar na área de coorte e ser retirada apenas ao sair.

Avental – o avental deve ser utilizado sempre que houver possibilidade de contato do uniforme ou da pele com matéria orgânica, produtos químicos ou com superfícies frequentemente tocadas por profissionais, pacientes e visitantes. Deve ser de manga longa, com abertura para trás e vestido no quarto ou antessala. Não é necessário que seja descartável, no entanto, se for reusável, encaminhar para o processamento assim que terminar a limpeza concorrente local.

DURAÇÃO DO ISOLAMENTO E DAS PRECAUÇÕES PARA ADULTOS COM COVID-19

De acordo com o CDC (2020), novas evidências mostram que o tempo de duração de isolamento e das precauções para pessoas com COVID-19 deva ser baseado em sintomas e não apenas em testes. Dessa forma, limita-se o isolamento prolongado e o uso de testes de laboratório desnecessários.

Em casos graves, críticos ou imunocomprometidos, o RT-PCR pode permanecer positivo para RNA SARS-CoV-2 até 3 meses após a infecção, sem comprovação da capacidade de infecção. Por esse motivo, a estratégia baseada em sintomas deve ser adotada em detrimento da baseada em testes. Os testes sorológicos não devem ser utilizados para diagnóstico de infecção ou reinfecção.

Estudos preliminares demonstraram que doentes graves transmitem o vírus por mais tempo, em comparação com pessoas com a forma leve ou moderada.

Pessoas com COVID-19 leve ou moderada não permanecem com a infecção após 10 dias, após início dos sintomas e as que possuem a forma mais grave da doença ou imunocomprometidos não permanecem com a infecção mais que 20 dias após o início dos sintomas. Essa informação é importante para saber quando o isolamento pode ser interrompido.

Recomendações

Para a maioria dos casos (leves a moderados)

Suspender as precauções após 10 dias do início dos sintomas E cessação da febre por pelo menos 24 horas sem uso de antitérmicos E melhora de outros sintomas.

Para casos graves e críticos

Prolongar a duração das precauções e isolamento por pelo menos 20 dias do início dos sintomas E cessação da febre por pelo menos 24 horas sem uso de antitérmicos E melhora dos outros sintomas.

Para quem nunca desenvolveu sintomas (PCR positivo cm assintomáticos)

Manter precaução e isolamento por 10 dias a contar do primeiro teste positivo.

Para imunocomprometidos: manter precauções por 20 dias a partir do primeiro teste positivo.

HIGIENE DAS MÃOS

A higiene das mãos (HM) é considerada a medida essencial para a prevenção e o controle das infecções relacionadas à assistência à saúde. É uma medida de baixo custo que promove a segurança, tanto dos pacientes internados, como dos profissionais que atuam em serviços de saúde. O termo higienização das mãos engloba a higiene simples, a higiene antisséptica e a antissepsia cirúrgica ou preparo pré-operatório das mãos. Os tipos de HM praticados pela equipe de higienização são: a lavagem simples das mãos com água e sabonete líquido ou a fricção das mãos com produto alcoólico em gel.

Quando a equipe de higiene deve lavar as mãos com água e sabonete?

- Antes de iniciar o turno de trabalho.
- Quando as mãos estiverem visivelmente sujas.
- Após tratamento de superfícies contendo matéria orgânica ou fluidos corporais.
- Antes e após utilizar o banheiro.
- Após repetidas utilizações de álcool em gel.
- Quando a preparação alcoólica não estiver disponível próxima ao local da execução de algum processo de limpeza. Recomenda-se que o álcool em gel esteja sempre disponível no carro funcional, ou seja, na estação de trabalho sempre próxima do pessoal da limpeza.

Em outras situações, deve-se priorizar a higiene das mãos com álcool em gel: antes e após espirrar ou tossir, entre um processo de limpeza e outro, após contato com superfícies de equipamentos, mobiliários e outras superfícies de toques frequentes, antes e após as refeições, antes e após assoar o nariz, antes e após a remoção de luvas ou outro EPI etc.

A fricção cirúrgica das mãos com produto específico à base de álcool, sem enxágue, tem sido recomendada pela OMS e CDC devido à comprovada eficácia antimicrobiana, facilidade de aplicação, menor dano à pele e economia de tempo (WHO, 2009).

Técnica de lavagem simples das mãos com água e sabonete

Duração do procedimento: 40 a 60 segundos.

1. Remover adornos: pulseiras, relógio, anéis, aliança etc.
2. Acionar a torneira sem se encostar na pia.
3. Molhar as mãos e aplicar na palma da mão a quantidade suficiente de sabão líquido.

4. Ensaboar as palmas das mãos friccionando-as entre si (palma contra palma).
5. Lavar o dorso das mãos aproveitando para lavar os espaços interdigitais e polegar.
6. Lavar a extremidade dos dedos e leito inguinal.
7. Lavar os pulsos, enxaguar e secar com papel-toalha. Aproveite o papel para fechar a torneira (caso não seja automática). Descarte-o sem tocar na lixeira.

Obs.: secadores automáticos não são aconselháveis, já que contribuem para carrear microrganismos.

Técnica de fricção das mãos com preparações alcoólicas

Duração do procedimento: 20 a 30 segundos.

1. Remover adornos: pulseiras, relógio, anéis, aliança etc.
2. Aplicar a quantidade suficiente do produto nas mãos.
3. Friccionar o produto na palma das mãos, dorso, espaços interdigitais, polegar, punho, extremidade dos dedos e unhas.

Obs.: as mãos devem ser friccionadas até a secagem da preparação alcoólica.

Alguns especialistas sugerem que o tempo preconizado pela OMS para HM com álcool (20-30s) seja excessivo e que se fosse reduzido poderia aumentar o comprometimento dos profissionais que trabalham em hospitais (CDC, 2012). Dois pesquisadores integrantes da OMS criaram um protocolo de pesquisa para comparar a eficácia da higienização com apenas 15 segundos de fricção das mãos com produto alcoólico *versus* 30 segundos. O estudo concluiu que o resultado propiciado pelo protocolo reduzido não foi a inferior ao alcançado com os 30 segundos de fricção das mãos (Pires et al., 2018).

Até que outros estudos sejam realizados para replicar os resultados, a recomendação de 20-30s da OMS continua válida.

BIBLIOGRAFIA

Agência Nacional de Vigilância Sanitária. Brasília. Nota Técnica Nº 04/2020. Brasília. Orientações para serviços de saúde: medidas de prevenção e controle que devem ser adotadas durante a assistência aos casos suspeitos ou confirmados de infecção pelo novo coronavírus (SARS-CoV-2). [Internet]. 2020 Mai 08 [acesso 01 Jul 2020]. Disponível em: http://portal.anvisa.gov.br/documents/33852/271858/Nota+T%C3%A9cnica+n+04-2020+GVIMS-GGTES--ANVISA/ab598660-3de4-4f14-8e6f-b9341c196b28

Agência Nacional de Vigilância Sanitária. Brasília. Nota Técnica Nº 07. Orientações para a prevenção da transmissão de COVID-19 dentro dos serviços de saúde. [Internet]. 2020 Mai 08 [acesso 01 Jul 2020]. Disponível em: http://portal.anvisa.gov.br/documents/33852/271858/NOTA+T%C3%89CNICA+-GIMS-GGTES--ANVISA+N%C2%BA+07-2020/f487f506-1eba-451f-bccd-06b8f1b0fed6

Boyce JM, Pittet D. Centers for Disease Control and Prevention. Guideline for hand hygiene in health-care settings: recommendations of the Healthcare Infection Control Practices Advisory Committee and the HICPAC/SHEA/APIC/IDSA Hand Hygiene Task Force. Am J Infect Control. 2002;30:S1-46.

Centers for Disease Control and Prevention. Interim Infection Prevention and Control Recommendations for Healthcare Personnel During the Coronavirus Disease 2019 (COVID-19) Pandemic. [Internet]. 2020 Jul 15 [acesso Jul 22, 2020]. Available from: https://www.cdc.gov/coronavirus/2019-ncov/hcp/infection-control-recommendations.html

Centers for Disease Control and Prevention. Duration of Isolation and Precautions for Adults with COVID-19. [Internet]; 2020 Jul 22. Available from: https://www.cdc.gov/coronavirus/2019-ncov/hcp/duration-isolation.html

Organização Mundial da Saúde. Transmission of SARS-CoV-2: implications for infections prevention precautions. [Internet]; 2020 Jul 9. Available from: https://www.who.int/news-room/commentaries/detail/transmission-of-sars--cov-2-implications-for-infection-prevention-precautions

Organização Mundial da Saúde. Salve Vidas: Higienize suas Mãos/Organização Mundial da Saúde. Guia para a Implementação da Estratégia Multimodal da OMS para a Melhoria da Higiene das Mãos; tradução de OPAS – Brasília: Organização Pan-Americana da Saúde; Agência Nacional de Vigilância Sanitária, 2009. 47p.

Pires D, Soule H, Bellissimo-Rodrigues F, de Kraker ME, Pittet D. Antibacterial efficacy of handrubbing for 15 versus 30 seconds: EN 1500-based randomized experimental study with different loads of S. aureus and E. coli. Clin Microbiol Infect. 2019;25(7):851-6.

Torres S, Lisboa TC. Gestão dos Serviços: limpeza e desinfecção de superfícies e processamento de roupas em serviços de saúde. 4ª ed. São Paulo: Sarvier; 2014.

Van Doremalen N, Bushmaker T, Morris DH, Holbrook MG, Gamble A, Williamson BN, et al. Aerosol and surface stability of SARS-CoV-2 as compared with SARS-CoV-1. N Engl J Med. 2020;382:1564-7.

Capítulo 5

SANEANTES

Saneantes são substância ou preparação destinada à aplicação em objetos, tecidos, superfícies inanimadas e ambientes, com a finalidade de limpeza e afins, desinfecção, desinfestação, sanitização, desodorização e odorização, além de desinfecção da água para o consumo humano, hortifrutícolas e piscinas (ANVISA, 2010).

CLASSIFICAÇÃO DOS SANEANTES QUANTO AO RISCO (ANVISA, 2010)

Risco 1

- Apresentam pH > 2 e < 11,5.
- Não apresentam atividade antimicrobiana.
- Devem ser submetidos à notificação na ANVISA, ou seja, obrigatoriedade de comunicar previamente, por meio de peticionamento eletrônico, à ANVISA: importação, industrialização, exposição, venda ou entrega ao consumo.
- Exemplos: sabões, detergentes, odorizantes, produtos de limpeza em geral etc.

Risco 2

- Apresentam pH < ou = 2/> ou = 11,5.
- Possuem atividade antimicrobiana.

- Devem possuir registro na ANVISA e a comercialização somente poderá ser efetuada após publicação no Diário Oficial da União.
- Exemplos: desinfetantes, esterilizantes, desinfestantes etc.

As superfícies do ambiente podem servir como reservatório para uma variedade de microrganismos, tais como bactérias (incluindo multirresistentes), vírus etc., que podem sobreviver horas, dias ou até meses nas superfícies contaminadas.

Sabe-se que o novo coronavírus, denominado SARS-CoV-2, causador da COVID-19, é transmitido principalmente de pessoa a pessoa por gotículas respiratórias produzidas quando um indivíduo infectado tosse, espirra, fala ou canta, por aerossóis e por contato com superfícies ou objetos contaminados, onde o vírus pode permanecer por horas ou dias, dependendo do tipo de material (van Doremalen et al., 2020).

A limpeza seguida de desinfecção é fundamental para matar microrganismos em superfícies com maior risco de contaminação cruzada através das mãos, como superfícies com alto grau de toques, de equipamentos, superfícies com matéria orgânica, superfícies com microrganismos multirresistentes etc.

A limpeza não mata os microrganismos, mas remove sujidades, diminui a carga contaminante das superfícies e o risco de propagação. Desinfecção é o processo físico ou químico que destrói a maioria dos microrganismos patogênicos de objetos inanimados e superfícies, com exceção de esporos bacterianos.

A limpeza de objetos e superfícies, seguida de desinfecção, são medidas recomendadas para a prevenção da COVID-19 e de outras doenças respiratórias virais (Nota Técnica Nº 47, ANVISA).

Posso optar por realizar apenas a desinfecção das superfícies ambientais de unidades de isolamento sem que seja realizada a limpeza prévia?

R. Não! Quando a desinfecção é indicada, deve sempre ser precedida pela limpeza ou ser realizada simultaneamente (limpeza e desinfecção), independentemente de ser área de isolamento ou não. Os desinfetantes não limpam superfícies sujas.

Opções para limpeza e desinfecção de superfícies

- Processo de limpeza e desinfecção das superfícies ambientais em 2 passos: limpa com detergente neutro, enxágua e seca as superfícies e em seguida realiza a desinfecção.

- Processo de limpeza e desinfecção das superfícies ambientais em 1 único passo: o produto químico é capaz de limpar e desinfetar em um único passo, dispensando o enxágue e a secagem.

As duas opções são válidas, entretanto, a economia de tempo, de produtos, de água e a consequente produtividade gerada com a utilização de um único passo para limpeza e desinfecção simultâneas é inegável.

CLASSIFICAÇÃO POR ÁREAS E POR TIPO DE SUPERFÍCIE

Embora as áreas dos serviços de saúde sejam categorizadas em críticas, semicríticas e não críticas, o que deve nortear a indicação e o uso (ou não) de desinfetantes é a classificação por tipo de superfície, e aquelas que oferecem maior ou menor risco de contaminação e potencial para a transmissão de patógenos.

Classificação por tipo de superfície

- Superfícies de grande extensão – teto, parede, piso, divisórias etc.
- Superfícies de toque frequente – tocadas por profissionais de saúde e pacientes, como grades da cama, mesa de cabeceira, painel de gases, mesa de refeições, chamada de enfermagem, pia, válvula de descarga, bancada, maçaneta, interruptores, botões de elevadores, corrimão etc.
- Superfícies de equipamentos – Superfícies de equipamentos – monitores, bombas de infusão, aparelhos de raios X etc.

As superfícies de toques frequentes e de equipamentos devem ser limpas e desinfetadas rotineiramente e ter sua frequência aumentada para pelo menos três vezes ao dia, pois oferecem maior risco de infecções cruzadas.

Para superfícies de grande extensão, como, por exemplo, piso, a decisão de utilizar ou não um desinfetante dependerá da análise de alguns fatores: se é uma situação de surto, se contém matéria orgânica, se o quarto é ocupado por pacientes colonizados ou infectados por microrganismos multirresistentes ou por pacientes imunocomprometidos etc. Nessas situações recomenda-se a limpeza seguida de desinfecção.

Alguns estudos têm demonstrado a importância da desinfecção rotineira de pisos em unidade de isolamento para COVID-19. Em estudo experimental, Liu et al. (2020) investigaram a concentração e as características aerodinâmicas do aerossol proveniente do SARS-CoV-2 em diferentes áreas de dois hospitais destinados ao tratamento de pacientes com sintomas graves de COVID-19 e também de áreas públicas de Wuhan.

Nos hospitais, foram colhidas amostras de aerossóis em áreas destinadas a pacientes com COVID-19, incluindo unidades de terapia intensiva (UTI), unidades coronarianas, enfermarias e áreas destinadas exclusivamente às equipes médicas que tinham contato com esses pacientes.

Os resultados demonstraram que no Hospital da Universidade de Wuhan, na UTI, na unidade coronariana e em quartos de pacientes, a concentração de SARS-CoV-2 no ar foi indetectável ou baixa, já no hospital de campanha as amostras do ar foram positivas em banheiros de pacientes e na UTI, mas tornaram-se negativas após redução do número de pacientes e rigorosa limpeza e desinfecção.

O estudo sugere que o fato de as amostras estarem positivadas em banheiros se dá por aerolização do vírus contido nas fezes ou urina dos pacientes com COVID-19 ou pela própria respiração do paciente.

Observaram que o depósito do vírus nas vestimentas de proteção dos profissionais e no piso, com subsequente ressuspensão no ar, constitui uma via de transmissão potencial do vírus. Os autores acreditam que, no momento da desparamentação, os vírus presentes na superfície das vestimentas de proteção possam ser ressuspensos.

Quanto ao piso, os autores acreditam que seja outra possível fonte de transmissão por ressuspensão de vírus através de partículas de pó e sujidades, assim como de outras superfícies fixas.

O estudo conclui que medidas como ventilação com pressão negativa nos quartos, altas taxas de troca do ar e rigorosa limpeza e desinfecção de superfícies, inclusive pisos, são eficazes para reduzir os riscos de transporte aéreo dos aerossóis do SARS-CoV-2 de uma superfície para outra.

Em protocolo desenvolvido na Alemanha, a indicação de desinfecção rotineira do piso só ocorre em áreas com risco especial de infecção, como salas cirúrgicas, áreas de pacientes em cuidados intensivos, grandes queimados, onco-hematológicos, transplantes de células-tronco hematopoiéticas, pacientes submetidos à quimioterapia agressiva, recém-nascidos pré-termo e áreas ocupadas por pacientes colonizados por microrganismos com risco de transmissão. Para as demais áreas, a recomendação é apenas de limpeza do piso (Exner, 2007).

DESINFETANTES COM POTENCIAL DE DESINFECÇÃO DE SUPERFÍCIES CONTAMINADAS PELO NOVO CORONAVÍRUS

Os vírus são classificados por sua estrutura e, dependendo disso, a eficácia dos desinfetantes utilizados para eliminá-los pode ser afetada.

Classificação dos vírus com base na estrutura

- **Envelopados** – exemplo, SARS-CoV-2, influenza A etc. São considerados mais fáceis de matar com desinfetante adequado para este fim.
- **Não envelopados** – exemplo, rotavírus. Mais difíceis de matar quando comparados aos envelopados.

No início da pandemia, iniciou-se uma corrida desenfreada para achar um desinfetante milagroso e específico para o SARS-CoV-2. O que ocorreu foi que não se encontravam desinfetantes com tal especificação e muitos fabricantes optaram por iniciar suas vendas alegando atividade biocida para o novo coronavírus, alguns, mesmo sem comprovação.

De acordo com a *American Chemistry Council,* uma das razões da falta de desinfetantes específicos foi a escassez de disponibilidade do vírus para testar.

Diante desse quadro, a Agência de Proteção Ambiental dos Estados Unidos (EPA) promulgou uma política baseada em hierarquia dos desinfetantes, significando que, se o produto de um fabricante for eficaz contra os vírus mais difíceis de matar (não envelopados), é provável que mate o vírus SARS-CoV-2 (envelopado). Daí a importância de conhecer a classificação dos vírus quanto à sua estrutura e capacidade biocida.

Resumindo, os critérios utilizados pela EPA para aprovar um desinfetante que seja eficaz contra o SARS-CoV-2 são: apresentar laudos que comprovem a eficácia contra o SARS-CoV-2 OU demonstrar eficácia contra um vírus mais difícil de matar que o SARS-CoV-2 OU demonstrar eficácia contra outro tipo de vírus humano semelhante ao SARS-CoV-2.

No Brasil, de acordo com as orientações sobre medidas de prevenção e controle que devem ser adotadas durante a assistência aos casos suspeitos e confirmados de COVID-19 da ANVISA (Nota Técnica Nº 4, 2020), os desinfetantes com potencial para desinfecção de superfícies contaminadas por SARS-CoV-2 incluem:

- Desinfetantes à base de cloro.
- Álcoois.
- Quaternário de amônio.
- Fenóis (alguns).
- Iodóforos (alguns).

Observa-se que na mesma nota técnica não são mencionados outros princípios ativos que constam no manual da ANVISA: "Segurança do paciente em serviços de saúde: limpeza e desinfecção de superfícies", 2012; no entanto, o manual é citado como referência para a escolha de desinfetantes em superfícies ambientais e, caso o serviço de saúde queira optar por outros desinfetantes, poderá padronizar, desde que seja eficaz contra o SARS-CoV-2 e seja regularizado junto à ANVISA.

Segundo o manual da ANVISA (2012), a responsabilidade na seleção, escolha e aquisição dos produtos saneantes deve ser do SCIH, em conjunto com o Serviço de Limpeza e Desinfecção de Superfícies ou Hotelaria Hospitalar, sendo os princípios ativos mais comuns e respectivas concentrações utilizados para desinfecção de superfícies ambientais:

- Álcool: 60% a 90% em solução de água v/v.
- Compostos liberadores de cloro ativo inorgânicos:
  Exemplo, hipocloritos de sódio, cálcio e de lítio: 0,02% a 1,0%.
- Compostos liberadores de cloro ativo orgânicos:
  Exemplo, ácidos dicloroisocianúrico – DCCA e tricloroisocianúrico – TCCA: 1,9% a 6,0%.
- Compostos quaternários de amônio: em geral variam de 1.000 a 5.000ppm.
- Monopersufato de potássio: 1%.
- Ácido peracético: 0,5% (pode ser utilizado em associação com o peróxido de hidrogênio).
- Glucoprotamina: 0,5 a 1%.
- Biguanida polimérica (PHMB): conforme recomendação do fabricante.

Kampf et al. (2020) analisaram, em 22 estudos, a inativação do coronavírus humano, entre eles o SARS-CoV-2, com diferentes agentes biocidas em superfícies inanimadas.

O estudo revelou que, embora os coronavírus possam permanecer longos períodos nessas superfícies, alguns desinfetantes foram capazes de inativá-los rapidamente: álcool etílico a 78-95%, álcool isopropílico (2-propanol) a 70-100%, glutaraldeído a 0,5-2,5%, formaldeído a 0,7-1%, iodopovidona a 0,23-7,5%, peróxido de hidrogênio a 0,5%, hipoclorito de sódio a 0,1%, cloreto de benzalcônio a 0,05%.

Nessa revisão, os desinfetantes apontados como mais eficazes foram álcool etílico, peróxido de hidrogênio e hipoclorito de sódio, todos estes apresentaram inativação do SARS-CoV-2, tendo sido comprovado que desinfetantes com álcool etílico 62-71% ou hipoclorito de sódio a 0,1% podem reduzir a contaminação de superfícies por coronavírus em apenas 1 minuto de exposição.

Em um outro artigo de revisão, Fathizadeh et al. (2020) compararam a inativação da cepa FFM1 do SARS-CoV-2 com diferentes tipos de agentes:

Agente biocida	Redução da infectividade viral (log 10)	Tempo de exposição
Etanol a 95%	≥ 5,5	30 segundos
Etanol a 78%	≥ 5,0	30 segundos
2-Propanol a 75%	≥ 4,0	30 segundos
2-Propanol a 70%	≥ 3,3	30 segundos
Formaldeído a 1%	> 3,0	2 minutos
Glutaraldeído a 0,5%	> 3,0	2 minutos
Iodopovidona a 0,23%	≥ 4,4	15 segundos

Assim como no artigo de revisão de Kampf et al., neste comparativo o etanol também se destaca com um tempo de exposição reduzido (30s), quando comparado aos demais biocidas, sendo inferior apenas à iodopovidona.

ASPECTOS QUE MERECEM ATENÇÃO ANTES E APÓS A PADRONIZAÇÃO DE DESINFETANTES

Ficha de informação de segurança para produtos químicos (FISPQ) – tenha sempre em mãos a ficha de informações de segurança dos produtos químicos utilizados. A FISPQ é um documento que contém informações essenciais sobre os riscos inerentes aos produtos. Preferencialmente, deve ser avaliada antes da padronização do produto.

EPIs – siga as orientações do fabricante sobre qual equipamento de proteção individual utilizar.

Rótulo de produtos químicos – ao rotular um frasco com borrifador deve-se assegurar que a etiqueta seja impermeável e que contenha informações como, categoria do produto (exemplo, desinfetante), princípio ativo, concentração de uso, validade e outros detalhes que forem importantes para o serviço de higienização e SCIH. Em bombonas, o rótulo deve conter informações adicionais como número de registro na ANVISA, modo de usar, tempo de contato com as superfícies, data de fabricação, número do lote, fabricante, responsável técnico etc., conforme descritos em regulamento técnico para produtos com ação antimicrobiana. As informações obrigatórias não podem estar escritas sobre partes removíveis para o uso, como, por exemplo, em tampas, pois podem ser inutilizadas ao abrir a embalagem.

Local de armazenamento – os desinfetantes devem ser mantidos em locais arejados, que não incida a luz solar no produto químico. Não devem ser depositados diretamente no piso.

Embalagens – as embalagens primárias, como, por exemplo, bombonas, não devem ser reaproveitadas para outros fins. A embalagem deve ser vedada, com fechamento que dificulte a abertura acidental ou casual durante o período de utilização do produto e que possa voltar a ser fechada várias vezes durante o uso, sem o risco de contato com o produto.

Mistura de produtos – não deve ser realizada, além de expor o trabalhador a riscos, a mistura de dois produtos incompatíveis pode fazer com que um produto anule a eficácia do outro e/ou que a estabilidade de ambos seja comprometida.

Diluição – sempre que possível, dê preferência à diluição automática, pois, além de evitar erros comuns relacionados à diluição manual, preserva a saúde do trabalhador, expondo-o menos a riscos. Entre os principais riscos da diluição manual temos: contaminação do produto químico, diluição excessiva, desperdício do produto e acidentes de trabalho.

Efeitos adversos – devem ser comunicados para todos os envolvidos no processo de validação (ou teste) do produto e também para o fabricante.

64 Limpeza e Desinfecção de Superfícies Ambientais em Tempos de Pandemia de COVID-19

BIBLIOGRAFIA

Agência Nacional de Vigilância Sanitária. Brasília; Nota Técnica Nº 04/2020. Brasília. Orientações para serviços de saúde: medidas de prevenção e controle que devem ser adotadas durante a assistência aos casos suspeitos ou confirmados de infecção pelo novo coronavírus (SARS-CoV-2). [Internet]. 2020 Mai 08 [acesso em 01 jul 2020]. Disponível em: http://portal.anvisa.gov.br/documents/33852/271858/Nota+T%C3%A9cnica+n+04-2020+GVIMS-GGTES--ANVISA/ab598660-3de4-4f14-8e6f-b9341c196b28

Agência Nacional de Vigilância Sanitária. Brasília. Segurança do paciente em serviços de saúde: limpeza e desinfecção de superfícies, 2012[Internet]. [acesso em 20 jul 2020]. Disponível em: https://www20.anvisa.gov.br/segurancadopaciente/index.php/publicacoes/item/seguranca-do-paciente-em-servicos-de--saude-limpeza-e-desinfeccao-de-superficies

Agência Nacional de Vigilância Sanitária. Brasília. Nota Técnica Nº 47/2020. Recomendações sobre produtos saneantes que possam substituir o álcool 70% e desinfecção de objetos e superfícies, durante a pandemia de COVID-19. 2020 Jun 24 [Internet]. [acesso em 20 jul 2020]. Disponível em: http://portal.anvisa.gov.br/documents/219201/5923491/NT+47-2020+-GHCOS/2a2e1688-76f2-4de4-a4c8-c050d780b9d7

Agência Nacional de Vigilância Sanitária. Brasília. Levantamento de questionamentos recorrentes recebidos pela Gerência Geral de Tecnologia em Serviços de Saúde GGTES/ANVISA sobre a emergência de saúde pública internacional – COVID 19 – relacionada ao SARS-CoV-2. [Internet]. 2020 Mai 26 [acesso em 01 jul 2020]. Disponível em: http://portal.anvisa.gov.br/documents/219201/5764725/Perguntas+e+respostas+-+2+edi%C3%A7%C3%A3o/b17ce39e-33c1-46c1-a6c0-77eae3226846

Agência Nacional de Vigilância Sanitária. Brasília. RDC Nº 59/2010. Dispõe sobre os procedimentos e requisitos técnicos para a notificação e o registro de produtos saneantes e dá outras providências. [Internet]. 2010 Dez 17 [acesso em 10 jul 2020]. Disponível em: http://portal.anvisa.gov.br/documents/33880/2568070/res0059_17_12_2010.pdf/194ebbe3-15ea-4817-b472-f73cc76441c2

American ChemistryCouncil. Biocides. [Internet]. Available from: https://www.americanchemistry.com/default.aspx

Exner M. Divergent opinions on surface disinfection: mythsor prevention? A review of the literature. GMS Krankenhhyg Interdiszip. 2007;2(1):Doc 19.

Fathizadeh H, Maroufi P, Momen-Heravi M, Dao S, Köse S, Ganbarov K, et al. Protection and disinfection policies against SARS-CoV-2 (COVID-19). Le Infezioni in Medicina, 2020;28(2):185-91.

Kampf G, Todt D, Pfaender S, Steinmann E. Persistence of coronaviruses on inanimate surfaces and their inactivation with biocidal agents. J Hosp Infect. 2020;104(3):246-51.

Liu Y, Ning Z, Chen Y, Guo M, Liu Y, Gali NK, et al. Aerodynamic analysis of SARS-CoV-2 in two Wuhan hospitals. Nature. 2020;582(7813):557-60.

Sehulster L, Chinn RYW, CDC, HICPAC. Guidelines for environmental infection control in health-care facilities. Recommendations of CDC andthe Healthcare Infection Control Practices Advisory Committee (HICPAC). MMWR Recomm Rep. 2003;52(RR-10):1-42.

Torres S, Lisboa TC. Gestão dos Serviços: limpeza e desinfecção de superfícies e processamento de roupas em serviços de saúde. 4ª ed. São Paulo: Sarvier; 2014.

Van Doremalen N, Bushmaker T, Morris DH, Holbrook MG, Gamble A, Williamson BN, et al. Aerosol and surface stability of SARS-CoV-2 as compared with SARS-CoV-1. N Engl J Med. 2020;382:1564-7.

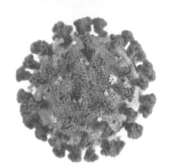

Capítulo 6

PROCESSOS DE LIMPEZA: ALGO MUDOU?

Desde o início da pandemia por COVID-19, muitos questionamentos surgiram a respeito das técnicas utilizadas nos processos de limpeza: se mudaram ou não, se os procedimentos operacionais padrão (POPs) devem ser modificados etc.

A resposta para quem já vinha utilizando as boas práticas para limpeza e desinfecção de superfícies ambientais e estavam com os POPs revisados e atualizados é não! Os princípios básicos da limpeza e desinfecção de superfícies ambientais em serviços de saúde continuam os mesmos, não tendo uma recomendação diferenciada para a limpeza e desinfecção de superfícies em contato com casos suspeitos ou confirmados pelo novo coronavírus.

Quais serviços devem se preocupar?

- Os que não obedecem às boas práticas para limpeza e desinfecção de superfícies ambientais.
- Os que não possuem POPs dos processos ou que estão desatualizados.
- Os que não têm EPIs em quantidade suficiente para atender o aumento de demanda nem controle sobre sua utilização.
- Os que têm o quadro de trabalhadores da limpeza reduzido.
- Os que não realizam capacitação de forma contínua.

- Os que possuem liderança passiva, que executam apenas atividades administrativas, sem atuação presencial, *in loco*.
- Os que possuem liderança sem conhecimento técnico e com pouca ou nenhuma proatividade diante de situações emergenciais que exigem tomadas de decisão de forma clara, rápida e prática.

Diante desse quadro, podemos deduzir que serviços de saúde que já passaram ou estão passando por algum tipo de acreditação, seja nacional ou internacional, estão um passo à frente daqueles que não possuem.

Isso se deve ao fato de que instituições acreditadas, com selo de qualidade, estão comprometidas com as exigências feitas por sua agência acreditadora. Uma das principais exigências é a elaboração do passo a passo detalhado de cada processo operacional de limpeza (POPs). Os POPs devem ser revisados e atualizados sempre que há alguma mudança do processo.

Para quem já apresentava seus procedimentos operacionais padrão atualizados, precisou apenas realizar ajustes durante uma nova atualização dos processos, adequando-os para a realidade de pandemia por COVID-19. Ou seja, um trabalho infinitamente menor do que aqueles serviços que iniciaram do zero.

Quanto aos EPIs, mesmo os serviços estruturados, com recursos para compra, enfrentaram problemas devido à escassez provocada pela pandemia. Mas, mesmo assim, sofreram menos, porque tinham suprimentos para atender uma demanda de tempos normais, necessitando de menor quantidade do que os serviços desestruturados e sem recursos.

Quem se antecipa às adversidades, obtém melhores resultados!

A demanda por mais profissionais de limpeza nos serviços de saúde aumentou, já que um dos principais focos para o combate ao novo coronavírus é a limpeza e desinfecção de superfícies ambientais. Durante a pandemia e sua emergência, medidas rápidas e não usuais foram tomadas, inclusive provenientes do governo federal, como a antecipação ou dispensa de licitações para recrutamento etc.

O grande problema é que serviços de saúde, principalmente públicos, já apresentavam déficit de pessoal crônico há décadas e o problema tornou-se mais crítico e ganhou visibilidade, fazendo com que essas ações emergenciais fossem tomadas.

Mais uma vez, quem saiu na frente e levou vantagem foram os serviços com mais estrutura, pois necessitavam de menos recursos humanos para atingir o patamar aceitável.

Por outro lado, houve relatos não publicados de que o tempo das limpezas concorrentes e terminais em quartos de pacientes com CO-VID-19 aumentou em torno de 90%. Com este aumento expressivo do tempo, a primeira impressão é que é necessário aumentar o quadro de funcionários, mas como a demanda de outras áreas diminuiu, como por exemplo, no centro cirúrgico, os funcionários podem ser remanejados destas áreas para completar o quadro faltante.

Com relação à capacitação, o mesmo ocorreu, serviços que já estavam habituados a capacitar continuamente continuaram com a mesma prática, apenas ajustando e reforçando as medidas preventivas relacionadas ao novo coronavírus, assim como, aumentando sua frequência.

O papel da liderança é primordial nesse contexto, por isso foi destinado um capítulo específico para a capacitação, no qual este tema é abordado.

BOAS PRÁTICAS PARA LIMPEZA E DESINFECÇÃO DE SUPERFÍCIES

Não realizar varredura seca

É vetado o uso de vassouras em serviços de saúde. O ato de varrer favorece a dispersão de microrganismos e contaminação do ambiente, podendo ser inalados ou depositados em superfícies fixas. Existem vários materiais que substituem o uso de vassouras: fibras descartáveis com ou sem adesivo, fibras reprocessáveis de microfibra ou não microfibra etc.

Obedecer aos sentidos e à sequência corretos da limpeza

Sentidos da limpeza

- **Teto**
  Sentido: unidirecional, ou seja, não realizar movimentos circulares ou de vai e vem.
- **Paredes e portas**
  Sentido: unidirecional, de cima para baixo.
- **Piso de quartos ou enfermarias**
  Sentido: unidirecional, do fundo para a porta de entrada.
- **Piso de corredores, saguões etc**.
  Sentido: unidirecional, de dentro para fora e de trás para a frente, tendo como referência a porta de entrada.

Sequência da limpeza

Tanto na limpeza concorrente como na limpeza terminal de um quarto ou enfermaria, ela deve ser iniciada pela área ou superfície mais limpa (menos contaminada) para a mais suja (mais contaminada).

Sequência da limpeza terminal: 1. teto; 2. paredes e portas; 3. mobiliário; 4. piso; 5. Banheiro.

Utilizar uma cabeleira ou fibra para cada ambiente

O objetivo da utilização de fibras ou cabeleira do *mop* exclusiva para um único ambiente é evitar a transferência de microrganismos de um ambiente para outro.

Separar panos, fibras, baldes e luvas por tipo de superfície e área

A diferenciação de fibras, baldes, luvas e panos de limpeza manual de quartos, banheiros, paredes, pisos, móveis e pias, pode ser feita e padronizada por meio de cores, tarjas ou marcas.

Desprezar a água e a solução dos baldes a cada ambiente limpo

Quando utilizamos o sistema de duplo balde, a água destinada para o enxágue torna-se contaminada após o primeiro enxágue da cabeleira e a solução detergente/desinfetante após o segundo contato com a cabeleira. Uma opção econômica e ambientalmente correta seria o uso de *mops* planos (com fibras), que dispensam o uso de baldes e são mais fáceis de ser reprocessados.

Encaminhar cabeleiras, fibras e panos de limpeza manual para o processamento após utilização

Após utilização (em cada ambiente), cabeleiras, fibras e panos de limpeza manual devem ser encaminhados para processamento (lavanderia própria ou terceirizada) e só poderão ser utilizados em qualquer outra área se limpos, desinfetados e secos. Alguns serviços de saúde, embora não tenham um serviço de processamento de roupas, utilizam máquinas de lavar e secar exclusivas para esse fim, na própria instituição.

Utilizar apenas produtos químicos regularizados pela ANVISA

Os desinfetantes com atividade antimicrobiana utilizados para desinfecção de superfícies ambientais devem ter registro na ANVISA. De acordo com a ANVISA, a escolha do produto compete ao Serviço de Controle de Infecção, em conjunto com o Serviço de Limpeza e Desinfecção de Superfícies ambientais ou Hotelaria Hospitalar. Quando houver comissão de padronização de materiais, esta também deverá estar envolvida no processo de escolha.

Não misturar produtos de limpeza e/ou desinfecção

A mistura de produtos pode provocar danos, não só à saúde do colaborador da limpeza, como também para outros funcionários e até mesmo para o paciente. Entre os principais problemas temos reações alérgicas e problemas respiratórios.

Além dos efeitos adversos, a incompatibilidade entre diferentes produtos pode resultar em inativação de um ou mais princípio ativo e comprometer sua eficácia do processo de limpeza e/ou desinfecção e estabilidade da solução. Antes de utilizar produtos químicos, os rótulos devem sempre ser conferidos.

Carros funcionais limpos, organizados e padronizados

A cada troca de plantão, os carros funcionais devem ser entregues aos colaboradores que assumirão o plantão seguinte, limpos, desinfetados, organizados e sem itens faltantes.

Obs.: carros funcionais não devem entrar no quarto ou enfermaria durante a execução do processo de limpeza, independente de se tratar de área de isolamento ou não. A equipe de limpeza não deve utilizar luvas ao conduzir o carro.

TIPOS DE LIMPEZA

Limpeza concorrente

É o processo de limpeza realizado diariamente em todas as dependências dos serviços de saúde, nas áreas críticas, semicríticas e não críticas: quartos, enfermarias ou box de isolamento ou não, bloco operatório, central de material esterilizado, corredores, saguões, elevadores, instalações sanitárias, áreas administrativas etc.

Tem como objetivo a remoção do pó, sujidades e resíduos, além de conservação, organização, abastecimento e reposição de material de consumo diário, como, por exemplo, papel higiênico, sabão líquido, papel-toalha etc.

A limpeza concorrente é menos completa quando comparada à limpeza terminal, não envolvendo a limpeza de teto, paredes ou portas, interior de armários etc., exceto quando a limpeza imediata é necessária.

Limpeza concorrente de um quarto, enfermaria ou box

Mobiliário

As superfícies de mobiliários próximas ao paciente deverão ser limpas e desinfetadas pela enfermagem, se distantes, pela equipe de limpeza.

Para a limpeza do mobiliário utiliza-se um pano de limpeza manual, descartável ou reutilizável, umedecido com solução detergente/desinfetante, padronizada na instituição.

Superfícies com alto grau de toques

Todas as superfícies com alto grau de toques, localizadas próximas ao paciente, deverão ser limpas e desinfetadas pela enfermagem, pois pertencem à zona do paciente. Exemplo: superfícies de equipamentos, mesa de cabeceira, régua de gases, cama, colchão, controle remoto, chamada de enfermagem etc., no mínimo a cada turno ou a cada 6 horas (CDC, 2020).

As superfícies mais tocadas, com localização distante do paciente, devem ser limpas e desinfetadas pela equipe de limpeza. Exemplo: interruptores, maçanetas de portas ou armários, válvula de descarga, torneiras, dispensadores de sabão líquido ou antisséptico etc., no mínimo a cada turno ou a cada 6 horas (CDC, 2020).

Para a limpeza e a desinfecção das superfícies mais tocadas utiliza-se um pano de limpeza manual, descartável ou reutilizável, bem umedecido com solução detergente e/ou desinfetante, padronizados pelo serviço de controle de infecção hospitalar.

No caso de dois pacientes em isolamento ocupando a mesma enfermaria, o pano de limpeza manual utilizado para a zona de um paciente deverá ser descartado ou separado para processamento após o uso e outro pano limpo deverá ser utilizado para a zona do segundo paciente.

ATENÇÃO! Superfícies frequentemente tocadas pelas mãos, que se localizam fora de quartos, enfermarias e UTIs, também merecem destaque, como, por exemplo, botões de elevadores, corrimãos, dispensadores de álcool em gel, cadeiras e bancadas da recepção etc. A frequência da limpeza e a desinfecção dessas superfícies também deverão ser intensificadas e ocorrer no mínimo três vezes ao dia.

Um estudo examinou amostras de superfícies ambientais e do ar de quartos de UTI, de isolamento e enfermarias de pacientes com COVID-19 quanto à presença do RNA do SARS-CoV-2. Os resultados demonstraram que, de 245 amostras, 56,7% dos quartos tinham ao menos uma superfície contaminada.

A alta contaminação das superfícies de toques frequentes foi demonstrada em 10 (66,7%) quartos de 15 pacientes na primeira semana da doença e em 3 (20%) após a primeira semana da doença.

O percentual de amostras de superfícies ambientais dos quartos com contaminação foram: piso 65%, sistema de ventilação de exaustão do ar 60%, grades da cama 59% e mesa de cabeceira 47%.

De 27 quartos, 5 estavam com o assento do vaso sanitário e do botão de descarga contaminados e todos os 5 ocupantes relataram sintomas gastrointestinais na primeira semana anterior da amostragem. Não houve contaminação de superfícies em nenhuma das três salas de UTI.

Chama a atenção a detecção de RNA viral em superfícies distantes dos pacientes, como ventilador de exaustão, assento do sanitário, cadeiras, tomadas, piso, tomadas etc.

Os autores concluíram que, em um número limitado de ambientes, o estudo envolveu pacientes com COVID-19 que não foram submetidos a procedimentos de geração de aerossol e por isso sugerem que o SARS-CoV-2 pode ser liberado no ar por gotículas de pacientes com dimensões entre 1 e 4 micras. Embora as partículas desse tamanho tenham o potencial de permanecer mais tempo no ar, seriam necessários mais dados sobre a viabilidade e a infectividade do vírus para confirmar a possível propagação no ar do SARS-CoV-2 (Chia et al., 2020).

Piso

Os equipamentos utilizados para limpeza concorrente do piso de um quarto ou enfermaria, de isolamento ou não, limitam-se a dois *mops* planos, um com fibra eletrostática (ou descartável), própria para remoção do pó e demais sujidades, e outro com fibra própria para limpeza e desinfecção.

O piso deverá ser limpo em duas fases, sendo a remoção do pó e partículas a primeira, com a utilização do *mop* pó ou fibra descartável. Na segunda fase ocorre a limpeza propriamente dita, sendo realizada com *mop* úmido.

O ideal é que se utilize uma fibra para *mop* seco e uma fibra para *mop* úmido para cada quarto ou enfermaria, independente de situação de isolamento ou não, para que não haja transferência de microrganismos de um ambiente para outro.

Após o uso, as fibras utilizadas para remover o pó do piso devem ser descartadas ou encaminhadas para processamento (dependendo do tipo de fibra). As fibras utilizadas para a limpeza do piso devem ser processadas antes de ser utilizadas em outro ambiente.

ATENÇÃO! Para quem utiliza o sistema de duplo balde com *mop* cabeleira, é desejável que se troque a água e a solução dos dois baldes a cada quarto ou enfermaria para evitar transferência de microrganismos de um ambiente para outro, pois, no primeiro enxágue da cabeleira, a água antes limpa para enxágue torna-se contaminada. A solução detergente/desinfetante também se contamina a partir da segunda vez que a cabeleira mergulha no recipiente.

Banheiro

A limpeza concorrente do banheiro deve seguir a seguinte sequência: pia e acessórios, box, vaso sanitário e piso. Sua finalização ocorre com a limpeza e a desinfecção dos pontos com alto grau de toques.

• Pia

Para a limpeza concorrente da pia, utiliza-se uma fibra pouco abrasiva (branca) embebida em solução detergente/desinfetante para lavar a pia, um baldinho para enxágue (exclusivo para uso em banheiro) e um pano de limpeza manual (com cor designada para pia de banheiro) para secagem após o enxágue.

• Box

As paredes do box devem ser limpas com fibra pouco abrasiva e enxaguadas. O piso do box deve ser limpo com fibra pouco abrasiva adaptada na base do suporte LT (limpa tudo), finalizando com o enxágue e secagem do piso.

• Vaso sanitário

A sequência da limpeza concorrente do vaso sanitário é: 1. válvula e compartimento da descarga; 2. tampa e assento; 3. parte externa do vaso; 4. interior do vaso sanitário.

Para a limpeza e a desinfecção da válvula, tampa, assento e parte externa do vaso utiliza-se uma fibra pouco abrasiva para limpeza manual embebida em solução detergente/desinfetante.

Para a limpeza e a desinfecção da parte interna do vaso, despeja-se com um baldinho (com cor padronizada para banheiro) uma pequena quantidade de solução detergente/desinfetante com propriedades de alvejamento, a seguir inicia-se a fricção mecânica com o auxílio da escova lavatina e na sequência aciona-se a descarga aproveitando para enxaguar a escova. Ao final, coloque-a no suporte próprio.

Após a limpeza e a desinfecção, realiza-se o enxágue com o auxílio de um baldinho e, por último, seca com o mesmo pano de limpeza manual utilizado na pia. Em seguida, o pano deverá ser descartado ou encaminhado para processamento.

• Piso

Para a limpeza e a desinfecção do piso, deverá ser utilizada uma fibra pouco abrasiva adaptada na base do suporte LT, finalizando com o enxágue e secagem do piso.

Limpeza imediata

A limpeza imediata é aquela que pode ocorrer a qualquer momento, mesmo que a limpeza concorrente tenha acabado de ocorrer. As situações mais comuns que requerem limpeza imediata são derramamento de matéria orgânica ou fluidos corporais em superfícies ambientais ou superfícies de equipamentos, sendo esses de responsabilidade da enfermagem.

Justificativas para que matéria orgânica e fluidos corporais sejam removidos imediatamente das superfícies ambientais e de equipamentos

- Quando não removidos imediatamente, matéria orgânica ou fluidos corporais incrustam nas superfícies tornando o processo de remoção mais lento e difícil, além de expor o colaborador ao risco por mais tempo.

- Matéria orgânica e fluidos corporais removidos tardiamente se tornam ressequidos, facilitando a disseminação pelo ar.
- Atrai vetores, tais como insetos, roedores etc., que podem veicular a matéria orgânica e disseminá-la para outras superfícies.
- Equipamentos e superfícies tocadas frequentemente, quando contaminados por matéria orgânica ou outros fluidos, contêm alta concentração de microrganismos que podem ser transferidos através mãos de quem manipula para outras superfícies, contaminando e disseminando os patógenos presentes.

Tratamento de superfícies com matéria orgânica e fluidos corporais

O tratamento das superfícies com matéria orgânica e fluidos corporais requer basicamente três passos: remoção completa e imediata, limpeza e desinfecção.

Os materiais e os equipamentos utilizados para essa operação podem mudar, dependendo da quantidade e característica da matéria orgânica.

Tratamento de superfícies com matéria orgânica líquida em grande quantidade

Passos: 1. remove por meio de material com grande capacidade de absorção OU pó que solidifique o líquido e facilite a remoção OU desinfetante em pó que transforma o líquido em uma pasta. Realizar o descarte no saco de resíduos vermelho (para COVID-19) ou branco leitoso para infectante, após a remoção; 2. limpa a superfície com solução detergente; 3. desinfeta a superfície.

Tratamento de superfícies com matéria orgânica sólida

Passos: 1. remove com papel-toalha e descarta em saco de resíduos vermelho ou para infectante; 2. limpa a superfície com solução detergente; 3. desinfeta a superfície.

Tratamento de superfícies com respingos de matéria orgânica ou fluidos corporais

Passos: 1. remove com papel-toalha e descarte em saco de resíduos vermelho ou para infectantes; 2. limpa a superfície com solução detergente; 3. desinfeta a superfície.

ATENÇÃO! Utilizar luvas descartáveis para tratamento de superfícies com matéria orgânica e higienizar as mãos após o procedimento.

Limpeza terminal

A limpeza terminal é a mais completa, pois envolve a limpeza de todas as superfícies do ambiente: verticais, horizontais, mobiliário, armários por dentro e fora etc.

Deve ser realizada após as saídas dos pacientes: alta, óbito ou transferência. Em casos de internações de longa permanência, o serviço de higienização deve estabelecer uma periodicidade para a limpeza terminal em cada área. Nesse caso, uma alternativa seria a transferência desse paciente para outro quarto ou leito, quando houver essa possibilidade.

Quanto tempo após a saída do paciente internado por COVID-19 a limpeza terminal pode ser iniciada?

De acordo com uma publicação provisória de julho de 2020, o CDC recomenda que, após a alta ou transferência do paciente, os profissionais de saúde, incluindo a equipe de serviços ambientais, devem abster-se de entrar na sala desocupada até que tenha decorrido tempo suficiente para que as trocas de ar sejam suficientes para remover partículas potencialmente infecciosas. Somente após esse período o local deverá ser limpo e desinfetado. No *Guidelines for Environmental Infection Control in Health-Care Facilities* (2003), é possível verificar uma tabela com informações sobre taxas de liberação sob condições diferentes de ventilação. Disponível em: https://www.cdc.gov/infectioncontrol/guidelines/environmental/appendix/air.html#tableb1

Sequência da limpeza

A limpeza terminal de um quarto ou enfermaria inicia-se de cima para baixo com a seguinte sequência: 1. teto; 2. vidros, portas e paredes; 3. mobiliário; 4. piso; 5. banheiro; 6. finalização com limpeza e desinfecção dos pontos mais frequentemente tocados.

Materiais e equipamentos

- Para limpeza e desinfecção do piso: de preferência, máquinas automáticas, que lavam, enxáguam e aspiram ao mesmo tempo. Caso o serviço não tenha máquina, pode ser utilizado suporte LT com fibra. O tipo de fibra (mais ou menos abrasiva) dependerá do tipo de piso.
- Para limpeza de teto, paredes e portas: para teto e parede utiliza-se cabo regulável com fibra menos abrasiva ou *mop* água próprios; para portas, pode-se utilizar esponja ou pano de limpeza manual descartáveis ou reusáveis.

- Para limpeza e desinfecção de vidros: *kit* para limpeza de vidros.
- Para limpeza e desinfecção de superfícies de pequena extensão: panos de limpeza manuais descartáveis ou reprocessáveis.

Limpeza concorrente e terminal de salas de exames

Em resposta a questionamentos recebidos pela Gerência Geral de Tecnologia em Serviços de Saúde (ANVISA) sobre limpeza de salas de exames, temos que, em salas de raios X, tomografia e de outros setores que receberam pacientes suspeitos ou confirmados de COVID-19, a limpeza e desinfecção deve ser realizada com os mesmos princípios aplicados às áreas de isolamento (ANVISA, 2020).

RECOMENDAÇÕES IMPORTANTES!

Definição de profissionais de limpeza para atendimento em áreas de isolamento por COVID-19

O fluxo de funcionários da limpeza que trabalham em áreas de pacientes suspeitos ou confirmados de COVID-19 deve ser limitado e controlado. A circulação entre as áreas de isolamento é permitida exclusivamente para a realização das rotinas de limpeza previamente estabelecidas (concorrente e terminal) ou para limpeza imediata. Não devem transitar entre essas áreas utilizando EPIs, pois esses deverão ser retirados ainda dentro do quarto ou enfermaria.

Outro aspecto importante é a definição da equipe de limpeza que atuará na unidade, sendo, preferencialmente, colaboradores que não pertençam ao grupo de risco (que deverão estar afastados), com maior experiência e dispostos a trabalhar apenas nessa área.

Atribuições e responsabilidades

Deverão ser definidas, por meio de protocolo, as atribuições e responsabilidades relacionadas à limpeza concorrente de superfícies com alta frequência de toques, próximas e distantes do paciente: o que cabe à equipe de higiene limpar e desinfetar e o que cabe à enfermagem, assim como a padronização do produto químico a ser utilizado. Antes da limpeza terminal, todos os materiais relacionados à assistência ao paciente devem ser removidos, limpos e desinfetados pela enfermagem. Exemplo, comadre, papagaio, soro e equipos etc.

Limpeza antecede a desinfecção

A desinfecção das superfícies deve sempre ser precedida pela limpeza, independente de situações de isolamento ou não, exceto quando utilizados produtos que limpam e desinfetam simultaneamente (soluções detergente/desinfetantes).

Frequência do recolhimento dos resíduos de áreas de isolamento

A coleta de resíduos dos quartos, enfermarias ou box de pacientes suspeitos ou confirmados de COVID-19 deve ser realizada, no mínimo, três vezes ao dia ou quando a capacidade dos sacos de resíduos atingir 2/3 do volume total.

Resíduos provenientes dessas áreas devem ser acondicionados em sacos vermelhos, caso não haja, opta-se por saco branco leitoso destinado a resíduos infectantes.

Higiene das mãos

As mãos devem ser higienizadas antes de entrar e ao sair do quarto de isolamento, antes e após cada processo de limpeza, após tocar superfícies do ambiente com as mãos, antes e após o uso de EPIs e após tratamento ou contato com matéria orgânica ou fluidos corporais.

Luvas

As luvas de borracha com cano longo devem ser limpas e desinfetadas após o uso. Para saber mais detalhes sobre EPIs consulte o capítulo correspondente.

Capacitação

De acordo com Nota Técnica Nº 04/2020 da ANVISA, o serviço de saúde deve possuir protocolos contendo as orientações a serem implementadas em todas as etapas de limpeza e desinfecção de superfícies e garantir a capacitação periódica das equipes envolvidas, sejam elas próprias ou terceirizadas.

Monitoramento da qualidade da limpeza

A qualidade da limpeza deve ser monitorada por métodos que permitam sua aplicação antes e após a limpeza para fins comparativos. Para saber mais detalhes, consulte o capítulo correspondente.

Materiais e equipamentos

Preferencialmente, os materiais e equipamentos utilizados para limpeza e desinfecção em áreas ocupadas por pacientes suspeitos ou confirmados de COVID-19 devem ser exclusivos desses espaços, evitando o fluxo para as demais unidades, não devendo ser usados em outras áreas da instituição. Após o uso, os materiais e equipamentos devem ser limpos, desinfetados e guardados em local especifico para este fim.

ATENÇÃO! Embora não exista uma recomendação diferenciada para limpeza e desinfecção de superfícies de locais ocupados por pacientes suspeitos ou confirmados para COVID-19, a frequência da limpeza concorrente deve ser intensificada, principalmente nos pontos mais tocados, no mínimo três vezes ao dia!

BIBLIOGRAFIA

Agência Nacional de Vigilância Sanitária. Brasília; Nota Técnica Nº 04/2020. Brasília. Orientações para serviços de saúde: medidas de prevenção e controle que devem ser adotadas durante a assistência aos casos suspeitos ou confirmados de infecção pelo novo coronavírus (SARS-CoV-2). [Internet]. 2020 Mai 08 [acesso 01 Jul 2020]. Disponível em: http://portal.anvisa.gov.br/documents/33852/271858/Nota+T%C3%A9cnica+n+04-2020+GVIMS-GGTES--ANVISA/ab598660-3de4-4f14-8e6f-b9341c196b28

Agência Nacional de Vigilância Sanitária. Brasília. Levantamento de questionamentos recorrentes recebidos pela Gerência Geral de Tecnologia em Serviços de Saúde GGTES/ANVISA sobre a emergência de saúde pública internacional – COVID 19 – relacionada ao SARS-CoV-2. [Internet]. 2020 Mai 26 [acesso 01 Jul 2020]. Disponível em: http://portal.anvisa.gov.br/documents/219201/5764725/Perguntas+e+respostas+-+2+edi%C3%A7%C3%A3o/b17ce39e-33c1-46c1-a6c0-77eae3226846

Agência Nacional de Vigilância Sanitária. Brasília. Segurança do paciente em serviços de saúde: limpeza e desinfecção de superfícies, 2012 [Internet]. [acesso 20 Jul 2020]. Disponível em: https://www20.anvisa.gov.br/segurancadopaciente/index.php/publicacoes/item/seguranca-do-paciente-em-servicos-de-saude-limpeza-e-desinfeccao-de-superficies

Centers for Disease Control and Prevention. Operational Considerations for Personal Protective Equipment in the Context of Global Supply Shortages for Coronavirus Disease 2019 (COVID-19) Pandemic: non-US Healthcare Settings. [Internet]. 2020 May 05. Available from: https://www.cdc.gov/coronavirus/2019-ncov/hcp/non-us-settings/emergency-considerations-ppe.html

Centers for Disease Control and Prevention. Interim Infection Prevention and Control Recommendations for Healthcare Personnel During the Coronavirus Disease 2019 (COVID-19) Pandemic. [Internet]. 2020 Jul 15 [acesso Jul 22, 2020]. Available from: https://www.cdc.gov/coronavirus/2019-ncov/hcp/infection-control-recommendations.html

Centers for Disease Control and Prevention. Guidelines for Environmental Infection Control in Health-Care Facilities (2003). Airborne Contaminant Removal. [Internet]. Available from: https://www.cdc.gov/infectioncontrol/guidelines/environmental/appendix/air.html#tableb1

Chia PY, Coleman KK, Tan YK, Ong SWX, Gum M, Lau SK, et al. Detection of air and surface contamination by SARS-CoV-2 in hospital rooms of infected patients. Nat Commun. 2020; 11, 2800. https://doi.org/10.1038/s41467-020-16670-2

Ministério do Trabalho e do Emprego. Norma Regulamentadora Nº 32. Brasília; [Internet]. 2005 Nov 11[acesso 01 Jul 2020]. Disponível em: http://www.fiocruz.br/biosseguranca/Bis/manuais/legislacao/NR-32.pdf

Secretaria de Estado da Saúde São Paulo SES/SP/Divisão de Infecção Hospitalar/ Centro de Vigilância Epidemiológica "Prof. Alexandre Vranjac"/ Coordenadoria de Controle de Doenças – Melhores práticas para higiene e limpeza em ambiente hospitalar, 2019. Disponível em: https://proqualis.net/sites/proqualis.net/files/Melhores%20pr%C3%A1ticas%20para%20higiene%20e%20limpeza%20hospitalar.pdf

Torres S, Lisboa TC. Gestão dos Serviços: limpeza e desinfecção de superfícies e processamento de roupas em serviços de saúde. 4ª ed. São Paulo: Sarvier; 2014.

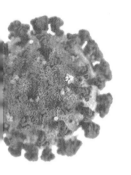

Capítulo 7

MONITORAMENTO DA QUALIDADE DA LIMPEZA

Embora subjetivo e não confiável, o *checklist* visual ainda é o critério mais utilizado para avaliar a qualidade da limpeza de superfícies ambientais nos hospitais brasileiros, principalmente pelo quadro operacional que costuma ter como parâmetro de limpeza a aparência de superfícies mais extensas e, portanto, mais expostas ao primeiro impacto visual, como paredes e pisos. O *checklist* pode ser importante, mas apenas como um complemento da avaliação feita por meio de um instrumento que mensura a qualidade da limpeza.

De acordo com Weber e Rutala, 2013, as intervenções prioritárias que têm demonstrado a melhora da qualidade e frequência da limpeza em 71-77%, além de reduzir a transmissão de microrganismos entre as superfícies ambientais, são:

- Educação permanente dos colaboradores.
- *Checklist* para garantir que todas as superfícies ambientais e equipamentos sejam limpos e desinfetados.
- Introdução de métodos que mensurem a efetividade da limpeza em quartos de pacientes.
- Imediato *feedback* sobre a efetividade da limpeza aos colaboradores.

Devem-se priorizar na educação permanente o treinamento teórico--prático e a supervisão contínua das boas práticas para limpeza e desinfecção de superfícies, pois vários estudos têm demonstrado que, mesmo após a limpeza terminal, patógenos presentes em pacientes que ocupavam o leito anteriormente permanecem nas superfícies próximas ao leito, assim como nas superfícies mais tocadas por ele e por profissionais de saúde.

Essa situação é considerada perigosa, pois significa que nem a limpeza terminal foi capaz de quebrar a cadeia de transmissão e o próximo paciente que ocupar o leito poderá encontrá-lo arrumado, visualmente limpo, mas suas superfícies contaminadas por microrganismos "deixados" pelo paciente anterior e transmitidos para o seguinte por meio do contato com essas superfícies contaminadas.

Segundo Weinstein (1991), estima-se que 20 a 40% das infecções hospitalares são atribuídas às infecções cruzadas através das mãos de profissionais de saúde. Os dados reforçam a importância da higiene das mãos e limpeza seguida de desinfecção de superfícies com alta frequência de toques, tais como, grades da cama, telefone, controle remoto, equipamentos relacionados à assistência, régua de gases, chamada de enfermagem, mesa de cabeceira, mesa de refeições, interruptores de luz, maçanetas, dispensadores de sabão líquido ou de álcool em gel etc.

Entretanto, para Otter et al., 2011, nem sempre a limpeza seguida de desinfecção é garantia de eliminação do microrganismo da superfície. Isso ocorre por múltiplos fatores, já que a eliminação dos microrganismos das superfícies depende de variáveis, como, por exemplo, utilizar o desinfetante certo para o microrganismo presente.

De acordo com *guideline* do CDC, 2003, vários fatores influenciam na escolha dos desinfetantes que serão utilizados em superfícies do ambiente:

- Natureza do item a ser desinfetado.
- Quantidade de microrganismos presentes.
- Resistência dos microrganismos ao desinfetante.
- Quantidade de matéria orgânica presente.
- Tipo e concentração do germicida utilizado.
- Indicações de uso fornecidas pelo fabricante etc.

Para Alice Guh, CDC, as limpezas, tanto concorrente como terminal, são frequentemente impactadas pelo curto espaço de tempo cedido para essa tarefa, fazendo com que o funcionário da limpeza trabalhe cada vez mais rápido para suprir a demanda. Observa-se que o foco institucional é a limpeza terminal, mas a limpeza diária não estaria sendo negligenciada em detrimento da limpeza terminal?

Com um foco mais abrangente, o CDC recomenda o monitoramento dessa limpeza em quartos de pacientes, não especificando se é concorrente ou terminal. Ou seja, a qualidade deverá ser a mesma, independentedo tipo de limpeza que é realizada.

Segundo Guh (2010), serão necessárias mais pesquisas para o desenvolvimento de parâmetros para que melhorias na limpeza ocorram. Por exemplo, se observarmos grande parte dos *checklist* iremos encontrar superfícies fixas, mas em muitos não constam cortinas divisórias, frequentemente esquecidas, ou negligenciadas na limpeza. Geralmente, tais cortinas são de tecido e como separam leitos e encontram-se próximas a eles, deverão contar com rotinas de limpeza e desinfecção como as demais superfícies.

Grande parte das estratégias de controle e prevenção da disseminação dos microrganismos depende da aderência às boas práticas de limpeza de superfícies do ambiente.

MONITORAMENTO DA QUALIDADE DA LIMPEZA

Para monitorar a qualidade da limpeza de superfícies ambientais, assim como melhorar a aderência às boas práticas, foram desenvolvidos pelo CDC em 2010, programas que facilitam o trabalho conjunto entre os profissionais de controle de infecção e serviço de limpeza.

Entre várias vantagens da introdução de um sistema de monitoramento da limpeza, podemos destacar:

- Avaliação direta, objetiva e rápida da limpeza de superfícies, assegurando que estejam reduzidas a um mínimo de contaminação.
- Permite *feedback* imediato às equipes de limpeza, tanto positivo, como negativo.
- Permite intervenções rápidas e objetivas em caso de avaliações negativas.
- Facilita a argumentação em caso de não conformidades e adesão às boas práticas.
- Permite a construção de indicadores de qualidade da limpeza.

PROGRAMA DE MONITORAMENTO

Para monitorar a eficácia da limpeza de superfícies ambientais, por meio de esforços multidisciplinares, tendo como protagonistas representantes da gestão ambiental e de Controle de Infecção, Guh e Carling (2010) esboçaram um programa de dois níveis para monitoramento, com características prevencionistas, cujas principais definições propostas incluem:

- Atribuições e responsabilidades sobre a limpeza das superfícies devem ser definidas claramente, principalmente das superfícies mais frequentemente tocadas, como equipamentos e mobiliários próximos ao paciente, por exemplo, de áreas críticas.
- As intervenções necessárias para melhorias da limpeza deverão estar alinhadas junto ao serviço de controle de infecção institucional e fazer parte da agenda permanente desse serviço. Todas as medidas intervencionistas serão baseadas nos resultados do monitoramento e utilizadas para *feedback* da equipe operacional.
- As equipes envolvidas no programa deverão ser incentivadas a utilizar o índice de satisfação do cliente como indicadores de desenvolvimento.
- Representar graficamente o impacto do programa e apresentar para diferentes equipes gestoras, tais como: administração, equipes médicas e de enfermagem etc.

MÉTODOS QUE AUXILIAM NA AVALIAÇÃO DA LIMPEZA DE SUPERFÍCIES AMBIENTAIS

Para qualquer um dos métodos aqui descritos, será fundamental sua aplicação antes e após a limpeza das superfícies monitoradas para fins de comparação.

Observação direta não revelada

Nesse caso, as práticas são observadas sem que o executor perceba que seus processos estão sendo avaliados. Esse método permite avaliar individualmente cada colaborador. O objetivo principal é que o avaliador se certifique da adesão ou não aos protocolos de limpeza.

Como desvantagem, temos a dificuldade de avaliar e ao mesmo tempo não ser notado por quem é avaliado. Sabemos que, quando observados, os executores do serviço tendem a realizar melhor suas práticas, o que criaria um viés no resultado final da avaliação.

Segundo Carling e Huang (2013), existem evidências de que esse método é insuficiente para a remoção de importantes patógenos associados à assistência à saúde.

Culturas de superfícies do ambiente por meio de *swabs*

Vários fatores contribuem para que as culturas de superfícies do ambiente não sejam utilizadas rotineiramente como forma de *feedback* da qualidade da limpeza aos colaboradores:

- Custo do processo.
- Demora em obter os resultados (média de 48 horas) e consequente atraso nos *feedbacks*.
- Dificuldade em monitorar muitas superfícies de diferentes quartos de pacientes.

Embora seja um método atrativo, pela simplicidade e facilidade da aplicação, acaba inviabilizado diante das desvantagens citadas, restringindo-se às situações que envolvem surtos. Os patógenos são identificados por esse método.

Marcadores fluorescentes

Vários tipos de marcadores fluorescentes têm sido desenvolvidos em diferentes apresentações: gel seco e transparente, pó e soluções, sendo o gel mais utilizado, por ser considerado mais preciso. Os marcadores fluorescentes não identificam o patógeno.

Os marcadores são colocados antes da limpeza nas superfícies com grande número de toques, sendo que o parâmetro do sucesso é sua remoção durante o processo de limpeza.

Esse método tem sido associado com importante redução de patógenos das superfícies do ambiente, tendo como outra vantagem a possibilidade do *feedback* imediato aos colaboradores.

Adenosina trifosfato (ATP)

Há décadas esse método tem sido utilizado para avaliar a limpeza em áreas de preparo de alimentos. Consiste em quantificar a matéria orgânica residual de superfícies em unidades relativas de luz por meio de um luminômetro portátil. A quantidade de luz é proporcional à concentração de ATP. Esse instrumento não identifica o patógeno.

Limpeza e Desinfecção de Superfícies Ambientais em Tempos de Pandemia de COVID-19

Escalas de leitura e sua sensibilidade variam muito entre as marcas existentes no mercado, mas, de modo geral, as leituras que detectam altas quantidades estão associadas à alta carga microbiana viável. Entretanto, estudos demonstram que outras variáveis ambientais podem influenciar, seja aumentando, seja diminuindo a contagem na leitura.

Um exemplo dessa influência ocorre quando a superfície analisada pelo ATP se encontra com alta concentração de cloro, podendo potencializar a reação de bioluminescência. Nesse caso, é necessário assegurar que a superfície esteja seca antes de utilizar esse método.

Mesmo com limitações de uso e sendo necessários mais estudos que envolvam esse instrumento, o método é considerado um importante instrumento para avaliação e melhora da qualidade da limpeza, principalmente ao fornecer medições quantitativas que indiquem o nível de limpeza nas áreas com grande número de toques.

Assim como os marcadores fluorescentes, esse método também possibilita o *feedback* imediato aos que realizam a limpeza.

DEFININDO A AMOSTRA PARA A MONITORIZAÇÃO DAS SUPERFÍCIES

Durante o planejamento do programa é importante determinar o número de superfícies e itens a serem monitorados para avaliar se ocorreram melhorias nas práticas de limpeza ou não.

Estudos sugerem uma avaliação inicial de todas as superfícies de 10-15% dos quartos de pacientes disponíveis para hospitais com mais de 150 leitos. Em hospitais com menos de 150 leitos, no mínimo 15 quartos devem ter suas superfícies avaliadas.

BIBLIOGRAFIA

Aycicek H, Oguz U, Karci K. Comparison of results of ATP bioluminescence and traditional hygiene swabbing methods for the determination of surface cleanliness at a hospital kitchen. Int J Hyg Environ Health. 2006;209:203-6.

Bhalla A, Pultz NJ, Gries DM, Ray AJ, Eckstein EC, Aron DC, Donskey CJ. Acquisition of nosocomial pathogens on hands after contact with environmental surfaces near hospitalized patients. Infect Control Hosp Epidemiol. 2004;25(2):164-7.

Boyce JM, Havill NL, Lipka A, Havill H, Rizvani R. Variations in hospital daily cleaning practices. Infect Control Hosp Epidemiol. 2010;31(1):99-101.

Boyce JM, Havill NL, Dumigan DG, Golebiewski M, Balogun O, Rizvani R. Monitoring the effectiveness of hospital cleaning practices by use of an adenosine triphosphate bioluminescence assay. Infect Control Hosp Epidemiol. 2009;30(7):678-84.

Boyce JM, Havill NL, Otter JA, Adams NM. Widespread environmental contamination associated with patients with diarrhea and methicillin-resistant Staphylococcus aureus colonization of the gastrointestinal tract. Infect Control Hosp Epidemiol. 2007; 28:1142-7.

Boyce JM. Environmental contamination makes an important contribution to hospital infection. J Hosp Infect. 2007;65 Suppl 2:50-4.

Boyce JM, Potter-Bynoe G, Chenevert C, King T. Environmental contamination due tomethicillin-resistant Staphylococcus aureus: possible infection control implications. Infect Control Hosp Epidemiol. 1997;18:622-7.

Carling PC, Parry MM, Rupp ME, Po JL, Dick B, Von Beheren S, Healthcare Environmental Hygiene Study Group. Improving cleaning of the environment surrounding patients in 36 acute care hospitals. Infect Control Hosp Epidemiol. 2008;29(11):1035-41.

Carling PC, Huang SS. Improving healthcare environmental cleaning and disinfection. Infect Control Hosp Epidemiol. 2013;34(5):507-13.

Centers for Disease Control and Prevention (CDC). Guidelines for Environmental Infection Control in Health-Care Facilities: Recommendations of CDC and the Healthcare Infection Control Practices Advisory Committee (HICPAC); 2003.

Dancer SJ. Importance of the environmental inmethicillin-resistant Staphylococcus aureus acquisition: the case for hospital cleaning. Lancet Infect Dis. 2008;8(2):101-13.

Dancer SJ, White LF, Lamb J, Girvan EK, Robertson C. Measuring the effect of enhanced cleaning in a UK hospital: a prospective cross-over study. BMC Med. 2009;7:28.

Goodman ER, Platt R, Bass R, Onderdonk AB, Yokoe DS, Huang SS. Impact of an environmental cleaning intervention on the presence of methicillin-resistant Staphylococcus aureus and vancomycin-resistant surfaces in intensive care unit rooms. Infect Control Hosp Epidemiol. 2008;29(7):593-9.

Griffith CJ, Cooper RA, Gilmore J, Davies C, Lewis M. An evaluation of hospital cleaning regimes and standards. J Hosp Infect. 2000;45:19-28.

Guh A, Carling P. Options for Evaluating Environmental Cleaning. Centers for Disease Control and Prevention (CDC), 2010.

Hayden MK, Blom DW, Lyle EA, Moore CG, Weinstein RA. Risk of hand or glove contamination after contact with patients colonized with vancomycin-resistant enterococcus or the colonized patients' environment. Infect Control Hosp Epidemiol. 2008;29(2):149-54.

Hayden MK, Bonten MJM, Blom DW, Lyle EA, van de Vijver DAMC, Weinstein RA, et al. Reduction in acquisition of vancomycin-resistant enterococcus after enforcement of routine environmental cleaning measures. Clin Infect Dis. 2006; 42(11):1552-60.

Malik RE, Cooper RA, Griffith CJ. Use of audit tools to evaluate the efficacy of cleaning systems in hospitals. Am J Infect Control. 2003;31(3):181-7.

Otter JA, Yezli S, French GL. The role played by contaminated surfaces in the transmission of nosocomial pathogen. Infect Control Hosp Epidemiol. 2011;32(7)687-99.

Pyrek KM. Environmental cleaning and monitoring for infection prevention. Infection Control Today, 2013.

Sexton T, Clarke P, O'Neill E, Dillane T, Humphreys H. Environmental reservoirs of methicillin-resistant Staphylococcus aureus in isolation rooms: correlation with patient isolates and implications for hospital hygiene. J Hosp Infect. 2006;62:187.

Sherlock O, O'Connell N, Creamer E, Humphreys H. Is it really clean? An evaluation of the efficacy of four methods for determining hospital cleanliness. J Hosp Infect. 2009;72(2):140-6.

Willis C, Morley J, Westbury J, Greenwood M, Pallett A. Evaluation of ATP bioluminescence swabbing as a monitoring tool and training for effective hospital cleaning. Journal of Infection Prevention. 2007;8.17-21.

Weber DJ, Deverick A, Rutala WA. The role of the surface environment in healthcare-associated infections. Curr Opin Infect Dis. 2013;26(4):338-44.

Weinstein RA. Epidemiology and control of nosocomial infections in adult intensive care units. Am J Med. 1991;91(Suppl 3B):S179-84.

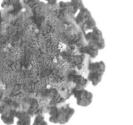

Capítulo 8

NOVAS TECNOLOGIAS

TÚNEIS DE DESINFECÇÃO EM AMBIENTES PÚBLICOS E HOSPITAIS

Cada vez mais é divulgada, com entusiasmo, para a população e trabalhadores da saúde, a instalação de estruturas que supostamente realizam "desinfecção" de pessoas e contribuem para o combate ao SARS-CoV-2, responsável pela COVID-19. As instalações multiplicam-se em entradas de hospitais, *shoppings*, supermercados e rodoviárias em todo o País.

Tais estruturas denominam-se túneis, câmara ou cabines de desinfecção e são instaladas provocando a falsa sensação de que, ao passar pela estrutura e ser atingido por um jato, névoa ou borrifação com desinfetante por cerca de 30 segundos, o indivíduo estará "desinfetado" e devidamente protegido do novo coronavírus, o que não é verdadeiro!

Sentindo-se protegido, o indivíduo negligencia as práticas que realmente importam, como etiqueta respiratória, higiene frequente das mãos, desinfecção de superfícies mais tocadas, uso de máscaras, distanciamento social, entre outras medidas de prevenção.

Porque túneis de desinfecção não são endossados pela comunidade científica?

- Porque é ignorada a principal via de transmissão: a respiratória! O vírus é transmitido de pessoa para pessoa através de gotículas respiratórias produzidas quando um indivíduo infectado tosse, espirra, fala ou canta e pelo contato das mãos com superfícies ou objetos contaminados. Supondo que roupas, sapatos e acessórios estejam "desinfetados", não inativa o vírus dentro do corpo humano. Indivíduos contaminados continuam a transmiti-lo para outras pessoas.

- O tempo de 30 segundos não seria suficiente para garantir a "desinfecção".
- Até o momento, não existem evidências científicas nas literaturas nacional e internacional de que tal "desinfecção" seja eficaz no combate ao SARS-CoV-2.
- Não existe um produto químico aprovado pela ANVISA para "desinfecção de pessoas".
- Grande parte dos produtos utilizados nessas estruturas foram avaliados e aprovados pela ANVISA para a aplicação exclusiva em superfícies ambientais e não para a aplicação direta em pessoas.
- Os produtos utilizados para "desinfecção" de pessoas não foram avaliados quanto à segurança e à eficácia para essa situação.
- Produtos desinfetantes devem ser aplicados em superfícies fixas e inanimadas, mas nunca diretamente nos seres humanos.

Riscos que os produtos químicos utilizados para a "desinfecção de pessoas" oferecem à população geral

Hipoclorito de sódio

- Lesões dérmicas e oculares graves.
- Irritação nas vias respiratórias.
- Quando misturado com outros produtos, potencializa efeitos adversos.

Peróxido de hidrogênio

- A inalação aguda pode causar irritação no nariz, garganta e trato respiratório.
- Em altas concentrações pode causar bronquite ou edema pulmonar.

Quaternários de amônio

- Irritação de pele e das vias respiratórias.
- Reações alérgicas.

Iodo

Dermatite de contato irritativa.

Ozônio

- Sintomas no trato respiratório superior.
- Irritação ocular.
- Irritação na garganta.
- Tosse improdutiva.
- Cefaleia.
- Dor subesternal.
- Irritação brônquica.
- Desconforto respiratório significativo: dispneia, cianose, edema pulmonar e hipotensão.
- Comprometimento das pequenas vias aéreas de adultos fumantes.

De acordo com a Nota Técnica Nº 51/2020 da ANVISA, em serviços de saúde, é possível o uso de saneantes, desde que tenham a eficácia testada e que os profissionais de saúde utilizem equipamentos de segurança individuais que impeçam o contato do produto químico desinfetante com a pele, olhos e mucosas.

DESINFECÇÃO DE LOCAIS PÚBLICOS

Observamos a prática de desinfecção em locais públicos disseminada por todas as cidades do País e também do mundo como forma de combater o avanço da pandemia de COVID-19. No entanto, nem sempre as prefeituras contam com assessoramento de pessoas capacitadas para informar sobre os riscos à saúde da população em geral que o uso de produtos químicos pode causar a quem aplica a desinfecção pública. Observa-se também o negligenciamento do uso de equipamentos de proteção individual por parte do operador.

Embora a desinfecção de ambientes externos, como ruas, não seja reconhecida por organismos de saúde internacional, acontece em praticamente em todas as cidades do mundo, inclusive no Brasil, assim é prudente que os procedimentos sejam embasados na literatura científica e legislação vigente para minimizar os riscos à saúde do trabalhador.

Para padronizar essa prática, a ANVISA responde aos questionamentos de prefeituras e órgãos de Vigilância Sanitária e orienta sobre prevenção dos riscos à saúde humana associados a essa prática por meio de Nota Técnica e se posiciona. Caso se decida por sua realização, as ações de desinfecção em ambientes externos deverão ser concentradas,

Limpeza e Desinfecção de Superfícies Ambientais em Tempos de Pandemia de COVID-19

preferencialmente, em pontos da cidade com maior circulação de pessoas, mas em horários que não haja circulação de pessoas.

Com relação aos produtos químicos utilizados para desinfecção de espaços públicos devem-se considerar:

- Que sejam utilizados apenas produtos químicos regularizados pela ANVISA nas concentrações preconizadas.
- Que sejam seguidas as instruções do fabricante constantes no rótulo do produto: método de aplicação, tempo de contato, diluição recomendada etc.
- Que produtos químicos não devem ser misturados. Deve-se optar apenas por um.
- Que os operadores da desinfecção em espaços públicos utilizem os EPIs de boa qualidade ao realizar a prática.
- Que os agentes de desinfecção recebam treinamento sobre como colocar e retirar os EPIs sem que se contaminem, assim como sobre higiene das mãos.

ATENÇÃO! O uso indiscriminado de produtos químicos pode levar à resistência dos microrganismos.

Desinfetantes permitidos para ambientes externos

De acordo com a ANVISA, os produtos químicos que podem ser utilizados para desinfecção de ambientes externos são:

- Hipoclorito de sódio ou cálcio, na concentração de 0,5%.
- Alvejantes contendo hipoclorito (de sódio, de cálcio).
- Peróxido de hidrogênio a 0,5%.
- Ácido peracético a 0,5%.
- Quaternários de amônio, por exemplo, cloreto de benzalcônio a 0,05%.
- Desinfetantes com ação virucida.

TAPETES SANITIZANTES

Em primeiro lugar, é preciso entender que o piso não está entre as superfícies que mais oferecem risco para contágio pelo novo coronavírus. As superfícies mais perigosas são as tocadas pelas mãos de profissionais, pacientes e visitantes em serviços de saúde, tais como maçanetas, interruptores de luz, chamada de enfermagem, mesa de refeições, cama, colchões, controle remoto, celular, botão dos elevadores, equipamentos relacionados à assistência à saúde etc. Assim, nossos esforços devem estar concentrados na capacitação das equipes, não só da limpeza, como também nas demais, sobre as medidas de prevenção e controle do novo coronavírus mais eficazes, como higiene das mãos, uso adequado de EPIs, etiqueta respiratória, uso de máscaras, distanciamento social (preferencialmente 2 metros de distância entre pessoas), aumento da frequência da limpeza e desinfecção das superfícies mais tocadas etc. Essas medidas de prevenção e controle são prioritárias.

A sola dos sapatos pode levar à contaminação para o piso de serviços de saúde, domicílios e estabelecimentos comerciais? A resposta é sim, mas qual seria a importância epidemiológica na cadeia de transmissão? Extremamente baixa, já que o risco de contaminação é fundamentalmente através das mãos contaminadas levadas a nariz, boca, olhos e as vias aéreas através de gotículas e aerossóis.

Outro ponto é que tapetes, capachos e carpetes não são bem-vindos em serviços de saúde, o melhor seria retirá-los, independente de pandemia ou não. Além do desperdício de tempo para a higienização, são sabidamente difíceis de limpar, pois muitos apresentam rugosidades, reentrâncias e saliências.

Considerando que um serviço de saúde ou qualquer tipo de comércio resolva utilizar um tapete embebido em desinfetante na porta de entrada, após os primeiros passos a diluição e a concentração do princípio ativo do produto seriam alteradas e o propósito da desinfecção não seria cumprido, pois o produto perderia sua efetividade. Nesse caso, o único impacto dos tapetes sanitizadores seria o de tornar o piso escorregadio e com marcas de sujidade provenientes das solas de sapatos impregnadas no piso desses estabelecimentos.

Outro ponto a se considerar é que a eficácia dos químicos depende do tempo de contato com superfícies, o qual é relativamente longo (de 5-10 minutos, dependendo do produto) para que produza a desinfecção, o que não seria possível, pois as pessoas apenas pisam e saem do tapete, não permanecem paradas por 10 minutos.

Lembre-se: antes de qualquer processo de desinfecção deve haver a limpeza prévia da superfície a ser desinfetada, portanto, além de todos os pontos contrários a essa prática, a sola dos sapatos não estaria preparada (limpa) para uma "desinfecção".

Por fim, mesmo quando aplicamos desinfetantes diretamente em pisos e eliminamos grande parte dos microrganismos, essa mesma superfície se recontaminará rapidamente.

Também há que se considerar que nem todas as pessoas usam calçados fechados, que cubram toda a superfície dos pés, por esse motivo, é preciso ficar atento aos riscos de exposição aos desinfetantes, seja em hospitais ou não. O desinfetante não deve entrar em contato com a pele, pois pode causar queimaduras, dermatites de contato, reações alérgicas diversas etc.

PARECER DA ANVISA SOBRE O USO DE LUZ ULTRAVIOLETA (UV) PARA DESINFECÇÃO DE AMBIENTES PÚBLICOS E HOSPITALARES

Através da Nota Técnica Nº 85, a ANVISA emitiu parecer sobre o uso de luz ultravioleta (UV) para desinfecção de ambientes públicos e hospitalares. Baseada em revisão de publicações de organismos internacionais de saúde, agências reguladoras externas e artigos científicos recentes, a nota conclui que:

"Diante da ausência de comprovação da eficácia da técnica para ambientes realísticos, a ANVISA não recomenda o uso de equipamentos com tecnologias baseadas em UV para desinfecção de ambientes públicos e hospitalares como única alternativa". ANVISA (2020)

A decisão foi pautada na ausência de evidências científicas da eficácia do uso de tecnologias baseadas em UV no combate ao SARS-CoV-2 em condições realísticas. As evidências de eficácia encontradas na literatura eram de desinfecção realizada em situações muito específicas, controladas quanto a área irradiada, ângulo de exposição, intensidade e dose de radiação, sobre superfícies lisas e limpas.

Foram encontradas evidências de que a desinfecção por UV é prejudicada por vários fatores, dentre eles, o sombreamento das áreas não atingidas e a formação de biofilme, que podem servir de proteção de patógenos. Reitera a necessidade de validação dos procedimentos de limpeza, podendo ser exigido que o serviço de saúde apresente documentação comprovatória da eficácia da desinfecção quando esta tecnologia for aplicada em determinado ambiente.

A Nota Técnica também alerta para os efeitos agudos e crônicos provocados pela radiação UV em pessoas expostas: lesões dérmicas, oculares, câncer de pele, entre outros.

A recomendação e alerta é para que não sejam utilizados equipamentos UV para desinfetar mãos ou qualquer outra zona de pele e que sejam seguidas as orientações e protocolos de segurança emitidos por associações de produtores de lâmpadas UV para desinfecção, quanto aos perigos de manipulação e uso de lâmpadas emissoras de UV, com o objetivo de minimizar os riscos do uso dessa tecnologia.

RODO COM RADIAÇÃO ULTRAVIOLETA-C

Ao contrário das demais tecnologias que utilizam luz ultravioleta (UV), o rodo que promete realizar a desinfecção de pisos e livrá-los de bactérias, vírus e demais microrganismos será operado por um indivíduo, ou seja, não é um processo automatizado, sem presença humana.

Um dos projetos de rodo UV-C foi desenvolvido pela equipe do iTCorona, uma frente tecnológica para atuar diretamente na criação, adaptação e construção de soluções científicas e tecnológicas para o combate e prevenção do coronavírus, organizada pela FURG – Universidade Federal do Rio Grande.

Por meio da radiação UV-C, a capa proteica e o material genético de qualquer vírus serão destruídos. A recomendação é que o equipamento seja usado durante um minuto em cada metro quadrado da superfície a ser desinfetada.

O objetivo é que os testes biológicos com cultura de bactérias e por proteína C-reativa (PCR) não detectem a presença do RNA do SARS--CoV-2 após a utilização do rodo UV-C.

Outra iniciativa semelhante foi desenvolvida pelo grupo de óptica do Instituto de Física de São Carlos (IFSC) da USP, que também desenvolveu o rodo UV-C com o mesmo objetivo de eliminar vírus e bactérias de pisos, principalmente nos hospitais em tempos de pandemia.

Cabe ressaltar que são bem conhecidos os riscos à saúde de quem se expõe às radiações, seja A, seja B ou C, como lesões dérmicas, oculares e indução de câncer de pele. Como o trabalhador da limpeza irá se expor operando o rodo UV-C, cabe ao serviço de saúde avaliar se, operando esta nova tecnologia, o trabalhador terá condições de receber proteção completa, mesmo utilizando os EPIs necessários.

Além disso, de acordo com a Nota Técnica Nº 82 da ANVISA, o serviço de saúde deve apresentar documentação comprovatória da eficácia da desinfecção quando esta tecnologia for aplicada.

MÉTODOS *NO-TOUCH*

Luz ultravioleta-C

Dispositivos automáticos e móveis que emitem Luz UV

A luz UV no comprimento de onda de 254 nanômetros é uma luz germicida, que interage diretamente com o material genético dos microrganismos, fazendo sua inativação completa, interrompendo o ciclo de contágio.

Diante da pandemia da COVID-19, que provocou milhares de mortes na China, a desinfecção com luz UV foi uma das políticas adotadas no País. Os raios UV são amplamente utilizados nos hospitais para desinfetar quartos dos pacientes após sua saída, auxiliando na redução da contaminação e do potencial de infecção.

Os chineses não se limitaram a usar a luz UV em hospitais, mas sim abriram o leque de aplicação para desinfetar aeronaves, catracas, escritórios, equipamentos eletrônicos, transporte público, elevadores e até notas de dinheiro para o combate ao novo coronavírus. Essa tecnologia também é amplamente utilizada em hospitais em todo o mundo, principalmente da Europa e EUA.

Para ser totalmente eficaz, a luz UV precisa incidir diretamente sobre uma superfície. Se as ondas de luz estiverem bloqueadas por sujidades ou obstáculos, essas áreas de sombra não serao desinfetadas. Portanto, é primordial que o processo de limpeza das superfícies anteceda a aplicação dessa tecnologia.

Estudo brasileiro, ainda não publicado, demonstrou que apenas com a limpeza terminal das superfícies ambientais de um quarto de paciente com COVID-19 e antes de utilizar a luz UV-C obteve-se 92% de redução de unidades formadoras de colônias (UFC) das superfícies e após a utilização do equipamento com luz UV-C as unidades foram completamente erradicadas, caindo para 0%.

Essa tecnologia não é nova. A luz UV é usada há décadas na purificação de água, ar e também em laboratórios.

Encontram-se no mercado diferentes modelos e tipos de dispositivos móveis que emitem luz UV. Inclusive alguns modelos permitem configurar o que se quer matar: bactérias vegetativas, esporos etc., geralmente a escolha é determinada pelo tempo de ação da luz, maior ou menor.

Vantagens

- Por ser um método automatizado, dispensa a mão de obra humana durante sua operação.
- Não deixa resíduos tóxicos nas superfícies após a desinfecção.
- Tempo de exposição: varia entre fabricantes, mas os modelos mais recentes prometem a eliminação de bactérias vegetativas e fungos em 3 minutos e esporos de *Clostridium difficile* em 10 minutos. Outros podem levar até 50 minutos para concluir o processo.
- Não é necessário vedar portas ou aberturas de ar durante o processo.

Limitações

- Alto custo inicial para a aquisição do equipamento, porém, alguns fabricantes podem aceitar a locação desses equipamentos.
- Baixo efeito penetrante – a dosagem e a duração da desinfecção por UV-C podem ser afetadas pela distância e pelo ângulo da aplicação. A desinfecção não ocorre em superfícies em que a radiação não incida diretamente. Exemplo: áreas de sombra relacionadas a obstáculos ou sujidades, dentro de gavetas, atrás de móveis etc. Em equipamentos mais modernos é possível ajustes por meio de hastes articuláveis que permitem o posicionamento em qualquer ângulo.
- Por sofrer interferência de matéria orgânica, é imperativo que a limpeza terminal seja realizada antes da desinfecção por UV.
- Pode destruir plásticos ou vinil e causar desbotamento de tintas e tecidos em longo prazo.
- Esta tecnologia só poderá ser utilizada em quartos ou outros ambientes sem a presença humana. A entrada do *staff* não é permitida durante todo o processo. Uma breve exposição à luz UV pode causar queimaduras na pele e danos aos olhos. Já existem robôs com sistema de segurança que interrompe seu funcionamento assim que detecta a presença humana.
- De acordo com a Nota Técnica N° 82 da ANVISA, o serviço de saúde deve apresentar documentação comprovatória da eficácia da desinfecção quando esta tecnologia for aplicada.

Robôs que emitem luz UV-C

Impulsionados pela pandemia do novo coronavírus, muitas empresas têm aumentado a demanda para confecções de robôs que realizam desinfecção ambiental em serviços de saúde através da emissão da luz UV.

Em parceria com o Odense University Hospital, a empresa dinamarquesa Blue Ocean Robotics lançou em 2019 um robô com o intuito de destruir bactérias, vírus e outros microrganismos vivos, através da emissão de luz UV, danificando seu material genético para que não consigam se multiplicar. A desinfecção é realizada em 10 a 20 minutos.

Outra iniciativa parecida acontece na Irlanda. O robô Violet emite luz UV fazendo desinfecção ambiental, matando vírus e bactérias. A máquina desinfeta um quarto de hospital duas vezes mais rápido do que a limpeza e desinfecção convencional e reduz o tempo de desinfecção de uma sala com um tomógrafo, de 60 minutos para menos de 15 minutos.

Da mesma forma que outras tecnologias que utilizam luz ultravioleta, o serviço de saúde deve apresentar documentação comprovatória da eficácia da desinfecção quando esta tecnologia for aplicada.

Vapor de peróxido de hidrogênio (VPH)

O sistema consiste na distribuição uniforme do vapor pelo ambiente a ser desinfetado e ao final do processo a aeração do ambiente converte todo o peróxido de hidrogênio em água e oxigênio, tornando o ambiente novamente seguro.

A operação de desinfecção só se inicia após a limpeza terminal da unidade. O equipamento é ligado e a desinfecção tem início sem a presença humana do início ao fim. O processo dura aproximadamente 1 hora, com portas fechadas, deixando o produto agir sozinho. O monitoramento da descarga do VPH e da fase de aeração é computadorizado. Durante o processo, marcadores biológicos são colocados em diferentes superfícies, principalmente nas de maior risco de contaminação e de difícil acesso, para saber se o produto está agindo. Ao final é possível saber se as superfícies foram ou não desinfetadas.

Com as mesmas propostas de desinfecção de superfícies ambientais, vários estudos demonstram a capacidade do VPH em eliminar, além de vírus, MRSA, VRE, *Mycobacterium tuberculosis*, esporos e bacilos gram-negativos multirresistentes de superfícies do ambiente. Também tem sido utilizado com sucesso na eliminação de *Serratia marcescens* de UTIs neonatais.

Em estudo comparativo entre os sistemas VPH e a luz ultravioleta, o VPH demonstrou ser o método significativamente mais eficaz, tanto na redução da contaminação bacteriana, como dos esporos de superfícies de quartos de pacientes.

Outro estudo demonstrou que a utilização do VPH reduziu a contaminação ambiental e o risco de pacientes internados adquirirem microrganismos multirresistentes de quartos anteriormente ocupados por pacientes infectados ou colonizados.

Vantagens

- Auxilia na redução da contaminação ambiental após limpeza e desinfecção terminal das superfícies do ambiente.
- Eficaz contra esporos do *Clostridium difficile*.
- Promove descontaminação de equipamentos complexos de difícil limpeza.
- O VPH distribui-se uniformemente no ambiente através de um sistema automatizado de dispersão.
- Seguro para o ambiente.

Limitações

- Alto custo para aquisição do equipamento.
- Aumento do tempo para desinfecção das superfícies quando comparado ao da limpeza e desinfecção convencional. O tempo de execução do processo é de aproximadamente 1 hora, sem presença humana no local.
- Eficácia reduzida na presença de matéria orgânica.
- Necessidade do fechamento de dutos de ar, janelas, portas e frestas da porta antes do início do processo.
- Necessidade de limpeza prévia das superfícies do ambiente antes da desinfecção com VPH.

SUPERFÍCIES "AUTODESINFETANTES" – REVESTIMENTOS COM LIGAS DE COBRE

O método consiste em impregnar ou revestir superfícies com cobre, um metal pesado, capaz de causar a morte microbiana quando em contato direto com a superfície "cobreizada".

Pesquisas laboratoriais que comprovam a eficácia antimicrobiana do cobre em superfícies têm sido realizadas em muitos países, entre esses: Reino Unido, EUA, Chile, África do Sul, Alemanha e Japão.

Diversos estudos clínicos avaliaram a atividade do cobre em superfícies com grande número de toques, tais como maçanetas, grades de camas hospitalares, interruptores de luz, torneiras, chamadas de enfermagem etc.

Em 2013, importante estudo randomizado foi conduzido em unidade de terapia intensiva para avaliar as taxas de infecções relacionadas à assistência à saúde após o revestimento das superfícies dessa unidade usando cobre. Tal estudo resultou em redução de mais de 50% da taxa de infecções, entretanto, vale ressaltar que houve duas importantes limitações nesse estudo: ausência de avaliação da frequência da higiene das mãos e da eficácia da limpeza terminal durante o período do estudo.

A inclusão de tais avaliações é essencial em futuros estudos, já que temos evidências de que o aumento da adesão à higiene das mãos, educação continuada das equipes de limpeza e enfermagem com relação às superfícies mais tocadas e monitoramento da limpeza com *feedback* imediato favorecem a diminuição das taxas de infecções relacionadas à assistência à saúde.

Conforme um reconhecido manual de limpeza ambiental canadense, a utilização de materiais que contêm cobre para superfícies em ambiente hospitalar pode ser um complemento para as medidas de prevenção de infecções hospitalares, porém, requer mais avaliação. Ressalta também que o cobre não substitui a necessidade de limpeza e desinfecção rotineira nos serviços de saúde.

Em 2015, um grupo de pesquisadores da universidade de Southampton, preocupados com a transmissão dos coronavírus responsáveis pela síndrome respiratória aguda grave (SARS) e pela síndrome respiratória do Oriente Médio (MERS), principalmente através do contato com superfícies contaminadas, realizou um estudo que demonstrou que o coronavírus humano 229E foi inativado em poucos minutos em uma variedade de ligas de cobre.

A exposição ao cobre destruiu os genomas virais e afetou a morfologia do vírus. O estudo concluiu que superfícies impregnadas com ligas de cobre podem reduzir a transmissão de vírus respiratório de superfícies contaminadas.

Outro estudo conduzido na mesma universidade, por Bill Keevil e SandraWilks, simulou em laboratório a projeção de gotículas de tosse ou espirro em superfície de aço e em superfície revestida por ligas de cobre e compararam o tempo de sobrevivência do vírus responsável pela COVID-19. Os resultados mostraram que na liga de cobre o vírus foi completamente eliminado em 10 minutos. Houve redução de 93,9% no vírus em 5 minutos e no aço inoxidávelo vírus permaneceu viável, sem redução após uma hora.

Há muito tempo se sabe que o cobre tem propriedades desinfetantes e mata com facilidade vírus, fungos e bactérias que entram em contato com sua superfície. Atualmente, muitas empresas estão explorando essa característica e oferecendo o serviço de revestimento de superfícies com o metal para auxiliar no combate à COVID-19, no entanto, o alto custo do processo e a falta de estudos de melhor qualidade limitam a aquisição dessa tecnologia.

De acordo com um artigo de revisão publicado, superfícies autodesinfetantes apresentam as seguintes vantagens e limitações:

Vantagens

- Superfícies cobreizadas não se desgastam, fornecendo contínua desinfecção nas superfícies desses ambientes.
- Minimiza o impacto da falta de limpeza ou da prática inadequada de limpeza e desinfecção das superfícies do ambiente.
- Apresenta atividade antimicrobiana de largo espectro.
- Toxicidade muito baixa ou ausente para humanos.

Limitações

- Ausência de mais estudos que avaliem o custo de aquisição, instalação e manutenção de superfícies contendo cobre.
- Necessidade de novos estudos que avaliem comparativamente os benefícios e limitações.
- Necessidade de mais estudos que:
  - avaliem os microrganismos mais resistentes, como, por exemplo, *Clostridium* e norovírus;
  - investiguem de forma sistemática se os seguintes parâmetros podem afetar a atividade antimicrobiana do cobre para que estudos já realizados possam ser comparados: técnica de inoculação, temperatura de incubação, umidade, teor de cobre na liga, frequência da limpeza e presença de matéria orgânica nas superfícies.

O impacto financeiro dependerá muito do tipo de equipamento e/ou material onde será aplicado o revestimento contendo cobre. É necessário o estudo de caso a caso. Conforme abordado anteriormente, são necessárias realizações que contemplem o custo-benefício da tecnologia em questão, sendo desejável, preferencialmente, estudos comparativos. Segundo alguns autores, adicionar cobre em superfícies é cerca de 15 a 20% mais caro.

Concluindo, de acordo com a revisão sobre novas tecnologias, as superfícies autodesinfetantes apresentam potencial de desenvolvimento com enormes possibilidades. Como mais importante conclusão, os autores ressaltam a importância dessas superfícies para minimizar o impacto da falta ou inadequação das práticas de limpeza e desinfecção, tanto diárias como terminais.

OZÔNIO

Já é bastante conhecida a ampla aplicação do gás oxidante ozônio em hotéis para eliminação de odores e mofo com excelentes resultados.

Impulsionada pela pandemia do novo coronavírus, observa-se em todo País, em locais de grande circulação, a comercialização de cabines ou túneis de desinfecção que dispersam produtos desinfetantes com o objetivo de, supostamente, "desinfetar" pessoas que passarem pela estrutura. Vários tipos de desinfetantes têm sido empregados, sendo um deles o ozônio.

No entanto, de acordo com a Nota Técnica N° 51/2020 da ANVISA, os desinfetantes avaliados pela Agência se aplicam apenas para desinfecção de superfícies e objetos e não para aplicação direta em pessoas. Portanto, não foram avaliadas a segurança e a eficácia desses produtos em pessoas e conclui-se que não existe, atualmente, produto aprovado pela ANVISA para "desinfecção de pessoas".

Ainda na mesma nota técnica, há alertas sobre o perigo da exposição leve a moderada ao gás ozônio, tais como sintomas do trato respiratório superior e ocular, como lacrimação, queimação dos olhos e garganta, tosse improdutiva, cefaleia, dor subesternal, irritação brônquica etc.

Portanto, os produtos saneantes desinfetantes devem ter sua aplicação restrita a superfícies fixas e inanimadas, mas nunca diretamente nos seres humanos.

A Sociedade Brasileira de Infectologia também se manisfetou, por meio de uma nota de esclarecimento, sobre ozonioterapia: "Até o momento, não há nenhuma evidência científica de que a ozonioterapia proteja contra a COVID-19."

Outra iniciativa referente à aplicação de ozônio surgiu recentemente. Trata-se de um equipamento portátil que utiliza gás ozônio com eficiência contra os vírus da família coronavírus.

A câmara foi testada no laboratório de virologia da Universidade Estadual de Campinas (Unicamp), com máscaras inoculadas com coronavírus, e foi eficiente para a redução de $\geq$ 99,99% dos vírus.

A Unicamp atestou, por meio de laudo, que o equipamento desenvolvido por uma empresa do interior de São Paulo, que utiliza o gás ozônio, é indicado para inativar os coronavírus de EPIs, como máscaras, por exemplo. Tal tecnologia possibilita a utilização de materiais termossensíveis. A câmara pode fazer até 20 ciclos por dia, cada um com duração de 1 hora, totalizando 1.000 unidades de máscaras em condições de reúso após o processo de limpeza. De acordo com o fabricante, depois desse período os EPIs podem ser reutilizados, conferindo segurança aos usuários e permitindo reduzir a dependência de insumos, cada vez mais raros e caros por conta da pandemia, além da redução de resíduos hospitalares.

TECIDOS COM MICROPARTÍCULAS DE PRATA

O uso da nanotecnologia no setor saúde não é novidade. As micropartículas estão presentes em cateteres, válvulas cardíacas, marca-passos, implantes ortopédicos, curativos antimicrobianos, desinfetantes, tecidos etc. As nanopartículas de prata possuem propriedades desinfetantes e antissépticas, além de eliminar odores.

A prata é reconhecida medicinalmente por suas propriedades antimicrobianas e é capaz de matar cerca de 650 organismos patogênicos e quando ela é reduzida à escala nanométrica seu potencial germicida é ampliado.

Pesquisadores de uma empresa brasileira desenvolveram um tecido com micropartículas de prata na superfície que demonstrou ser capaz de inativar o SARS-CoV-2. O projeto foi desenvolvido pelo Programa "FAPESP Pesquisa Inovativa em Pequenas Empresas" e teve a colaboração de pesquisadores do Instituto de Ciências Biomédicas da Universidade de São Paulo, da Universitat Jaume I, da Espanha, e do Centro de Desenvolvimento de Materiais Funcionais, um dos Centros de Pesquisa, Inovação e Difusão apoiados pela FAPESP.

Trata-se de um tecido composto por uma mistura de poliéster e algodão que contém dois tipos de micropartículas de prata impregnadas na superfície por meio de um processo de imersão, seguido de secagem e fixação.

Os resultados dos testes realizados em laboratório demonstraram que o material foi capaz de eliminar 99,9% da quantidade do vírus após 2 minutos de contato. Também foram avaliados atividade antiviral, antimicrobiana e fungicida, além de ensaios para avaliação do potencial alérgico, fotoirritante e fotossensível, para eliminar o risco de causar problemas dermatológicos.

ATOMIZAÇÃO, NEBULIZAÇÃO E PULVERIZAÇÃO

O atomizador, o nebulizador e o pulverizador são equipamentos muito conhecidos e utilizados em ambientes agrícolas na aplicação de defensivos agrícolas para controle de pragas.

Com o advento da pandemia da COVID-19, passaram a ser utilizados como ferramenta de aplicação de produtos químicos para desinfecção de ambientes e áreas externas.

Atomizador e nebulizador

São denominações diferentes para o mesmo equipamento que gera micropartículas de produtos químicos que permanecem em suspensão por tempos variáveis no ambiente. A aplicação pode ser espacial ou residual. A diferença está na função que irá desempenhar e no poder de alcance das partículas, tendo o atomizador alcance superior.

Atomizador

- Poder de alcance das micropartículas: 15 a 20 metros de distância.
- Indicado para a aplicação em áreas extensas e grandes alturas (prédios, depósitos, galpões etc.).
- Pode ser utilizado em áreas internas e externas.

Nebulizador

Processo que gera névoa de partículas finas em suspensão.

- Poder de alcance menor quando comparado ao atomizador.
- Indicado para a aplicação em locais mais sensíveis, pois não molhará as superfícies e a solução não irá escorrer. Exemplo: superfícies verticais, horizontais, sofás etc.

Pulverizador

Processo que distribui uma solução líquida em pequenas partículas.

- Poder de alcance das micropartículas: 2 a 4 metros.
- Indicado para desinfecção de ambientes internos e externos.
- Controle da vazão da solução durante a aplicação: dependerá do tipo de bico selecionado.

Existem vários tipos de atomizadores, nebulizadores e pulverizadores: costal, manual, portátil, elétricos ou com baterias. Os equipamentos manuais são indicados para áreas menores e superfícies onde é necessário maior precisão, o costal e o portátil para ambientes amplos, superfícies que possam ser lavadas e ambientes externos.

Limitações

- Esses métodos requerem rigoroso controle do uso dos EPIs que são utilizados pelos operadores, pois a exposição da pele e das vias respiratórias poderá causar danos à saúde desses trabalhadores.
- Durante o processo de desinfecção de ambientes e superfícies, somente o operador, devidamente paramentado, deve estar presente, devido ao risco de inalação de produtos químicos tóxicos e irritação da pele. Se o ambiente for externo, como, por exemplo, um espaço público, deve-se optar por horários que não haja circulação de pessoas.
- Alguns desses equipamentos podem deixar superfícies molhadas, nesse caso, não devem ser aplicados em equipamentos eletrônicos: computadores, impressoras etc.
- Faltam evidências de que esses métodos (**atomização, nebulização e pulverização**) de desinfecção de superfícies e ambientes reduzam o risco de contaminação em ambientes abertos.

BIBLIOGRAFIA

Agência Nacional de Vigilância Sanitária. Brasília. Nota Técnica Nº 82/2020. Brasília. Uso de luz ultravioleta (UV) para desinfecção de ambientes públicos e hospitalares. [Internet]. 2020 Ago 11. Disponível em: http://portal. anvisa.gov.br/documents/219201/5923491/SEI_ANVISA+-+1117785+- -+Nota+T%C3%A9cnica+82+UV+-+GHCOS-GGTPS.pdf/a891a5b7- -a3e3-43c0-b5e6-15c9efd46eb6

Agência Nacional de Vigilância Sanitária. Brasília. Nota Técnica Nº 51/2020. Brasília. Desinfecção de pessoas em ambientes públicos e hospitais durante a pandemia de Covid 19. [Internet]. 2020 Mai 13 [acesso 01 Jul 2020]. Disponível em: http://portal.anvisa.gov.br/documents/219201/4340788/Nota+t%C3%A9cnica-+51+equipamentos+de+desinfec%C3%A7%C3%A3o/83744f1e-e422-4a02-ace e-8add5a4ad2e5

Agência Nacional de Vigilância Sanitária. Brasília. Nota Técnica Nº 47/2020. Recomendações sobre produtos saneantes que possam substituir o álcool 70% e desinfecção de objetos e superfícies, durante a pandemia de COVID-19. 2020 Jun 24 [Internet]. [acesso 20 Jul 2020]. Disponível em: http://portal.anvisa. gov.br/documents/219201/5923491/NT+47-2020+-GHCOS/2a2e1688-76f2-4de4-a4c8-c050d780b9d7

Agência Nacional de Vigilância Sanitária. Brasília. Nota Técnica Nº 34/2020. Recomendações e alertas sobre procedimentos de desinfecção em locais públicos realizados durante a pandemia da COVID-19. 2020 Abr 09 [Internet]. [acesso 20 Jul 2020]. Disponível em: http://portal.anvisa.gov.br/documents/219201/4340788/SEI_ANVISA+-+0976782+-+Nota+T%C3%A9cnica. pdf/1cdd5e2f-fda1-4e55-aaa3-8de2d7bb447c

Agência Nacional de Vigilância Sanitária. Brasília. Nota Técnica Nº 38/2020. Desinfecção de pessoas em ambientes públicos e hospitais durante a pandemia de Covid 19. 2020 Mai 07 [Internet]. [acesso 20 Jul 2020]. Disponível em: http://portal.anvisa.gov.br/documents/219201/4340788/SEI_ANVISA+--+0988597+-+Nota+T%C3%A9cnica+Estruturas+de+desinfec%C3%A7%C3 %A3o.pdf/9db87994-2267-4923-89ae-e2d132fa4bdd

Agência de inovação da Universidade Estadual de Campinas. Câmara de ozônio para desinfecção de EPIs e máscaras para reutilização da startup Panozon Ambiental [2020 Abr 29]. [Internet]. Disponível em: https://www.inova.unicamp. br/solucoes-covid-19/camara-de-ozonio-para-desinfeccao-de-epis-e-mascaras-para-reutilizacao-da-startup-panozon-ambiental/

Akara. [Internet]. Available from: https://www.akara.ai/

Bates CJ, Pearse R. Use of hydrogen peroxide vapour for environmental control during a Serratia outbreak in a neonatal intensive care unit. J Hosp Infect. 2005;61(4):364-6.

Blue Ocean Robotics for Humans. [Internet]. Available from: https://www.blue--ocean-robotics.com/

Boyce JM. Modern technologies for improving cleaning and disinfection of environmental surfaces in hospitals. Antimicrob Resist Infect Control. 2016;5:10.

Boyce JM, Havill NL, Moore BA. Terminal decontamination of patient rooms using an automated mobile UV light unit. Infect Control Hosp Epidemiol. 2011;32:737-42.

Casey AL, Adams D, Karpanen TJ, Lambert PA, Cookson BD, Nightingale P, et al. Role of copper in reducing hospital environment contamination. J Hosp Infect. 2010;74(1):72-7.

Centro de desenvolvimento de materiais funcionais. Tecido capaz de eliminar o novo coronavírus. [Internet]. Disponível em: http://cdmf.org.br/2020/07/06/tecido--capaz-de-eliminar-o-novo-coronavirus-em-dois-minutos-chega-ao-mercado/

Fundação de amparo à pesquisa do Estado de São Paulo. Empresa paulista desenvolve tecido capaz de eliminar o novo coronavírus. [Internet]. Disponível em: http://agencia.fapesp.br/empresa-paulista-desenvolve-tecido-capaz-de-eliminar-o-novo-coronavirus-por-contato/33414/

Grass G, Rensing C, Solioz M. Source. Metallic copper as an antimicrobial surface. Appl Environ Microbiol. 2011;77(5):1541-7.

Havill NL, Moore BA, Boyce JM. Comparison of the microbiological efficacy of hydrogen peroxide vapor and ultraviolet light processes for room decontamination. Infect Control Hosp Epidemiol. 2012;33(5):507-12.

Infection Control Today. Antimicrobial Surfaces as a Tool to Support HAI Prevention. [2017 Feb 13]. [Internet]. Available from: https://www.infectioncontroltoday.com/view/antimicrobial-surfaces-tool-support-hai-prevention

Jornal da USP. USP entrega rodos com radiação ultravioleta para descontaminação. [2020 Mar 30]. [Internet]. Disponível em: https://jornal.usp.br/ciencias/ciencias-exatas-e-da-terra/usp-entrega-a-hospital-rodos-com-radiacao-ultra--violeta-para-descontaminacao/

Karpanen TJ, Casey AL, Lambert PA, Cookson BD, Nightingale P, Miruszenko L, Elliott TSJ. The antimicrobial efficacy ofcopper alloy furnishing in the clinical environment: a crossover study. Infect Control Hosp Epidemiol. 2012;33(1):3-9.

Marais F, Mehtar S, Chalkley L. Antimicrobial efficacy of copper touch surfaces in reducing environmental bioburden in a South African community healthcare facility. J Hosp Infect. 2010;74:80-1.

Mikolay A, Huggett S, Tikana L, Grass G, Braun J, Nies DH. Survival of bacteria on metallic coppersurfaces in a hospital trial. Appl Microbiol Biotechnol. 2010;87:1875-9.

Pal C, Bengtsson-Palme J, Rensing C, Kristiansson E, Larsson DGJ. BacMet: antibacterial biocide and metal resistance genes database. Nucleic Acids Research. 2014;42:D737-43.

Passaretti CL, Otter JA, Reich NG, Myers J, Shepard J, Ross T, et al. An evaluation of environmental decontamination with hydrogen peroxide vapor for reducing the risk of patient acquisition of multidrug-resistant organisms. Clin Infect Dis. 2013;56(1):27-35.

PIDAC – Provincial Infectious Diseases Advisory Committee. Best Practices for Environmental Cleaning for Prevention and Control of Infections. In All Health Care Settings, 2nd ed. 2012.

R&D World. Copper alloy kills coronavirus within 10 minutes. [cited Jul 31 2020]. [Internet]. Available from: https://www.rdworldonline.com/copper-alloy-kills-coronavirus-within-10-minutes/

Rai S, Hirsch BE, Attaway HH, Nadan R, Fairey S, Hardy J, et al. Evaluation of the antimicrobial propertiesof copper surfaces in an outpatient infectious disease practice. Infect Control Hosp Epidemiol. 2012;33(2):200-1.

Rutala WA, Gergen MF, Weber DJ. Room decontamination with UV radiation. Infect Control Hosp Epidemiol. 2010;31(10):1025-9.

Rutala WA, Weber DJ. Disinfectants used for environmental disinfection and new room decontamination technology. Am J Infect Control. 2013;41(5 Suppl):S36-41.

Salgado CD, Sepkowitz KA, John JF, Cantey JR, Attaway HH, Freeman KD, et al. Copper surfaces reduced the rate of healthcare-acquired infections in the intensive care unit. Infect Control Hosp Epidemiol. 2013;34(5):479-86.

SCENIHR (Scientific Committee on Emerging and Newly Identified Health Risks). Research Strategy to Address the Knowledge Gaps on the Antimicrobial Resistance Effects of Biocides. Brussels, Belgium: European Commission; 2010. p. 1-34.

Sociedade Brasileira de Infectologia. [2020 Fev 13]. [Internet]. Disponível em: https://www.infectologia.org.br/admin/zcloud/principal/2020/03/ozonioterapia.pdf

Torres S, Lisboa TC. Gestão dos Serviços: limpeza e desinfecção de superfícies e processamento de roupas em serviços de saúde. 4ª ed. São Paulo: Sarvier; 2014.

Universidade Federal do Rio Grande. Equipe do iTcCorona desenvolve rodo para desinfecção hospitalar. [2020 Ab 30]. [Internet]. Disponível em: https://www.furg.br/coronavirus-noticias/equipe-do-iteccorona-desenvolve-rodo-para-desinfeccao-hospitalar

Warnes SL, Little ZR, Keevil CW. Human Coronavirus 229E Remains Infectious on Common Touch Surface Materials. mBio. 2015;6(6):e01697-15.

Weber DJ, Anderson D, Rutala WA. The role of the surface environment in healthcare-associated infections. Curr Opin Infect Dis. 2013;26(4):338-44.

Weber DJ, Rutala WA. Self-disinfecting surfaces: review of current methodologies and future prospects. Am J Infect Control. 2013;41:S31-5.

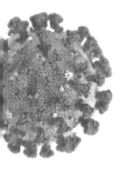
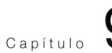

Capítulo 9

SAÚDE MENTAL DOS TRABALHADORES DA LIMPEZA EM TEMPOS DE PANDEMIA

COMO ENFRENTAR O PÂNICO

De acordo com a Organização Mundial da Saúde, a saúde mental depende do bem-estar físico e social.

Os trabalhadores da limpeza, assim como os demais profissionais de serviços de saúde que atuam no combate à COVID-19 na linha de frente, estão entre os grupos mais vulneráveis às consequências emocionais e psicológicas da pandemia.

Os efeitos psicológicos são impulsionados por muitos fatores, incluindo a incerteza sobre a duração da pandemia, falta de terapias comprovadas ou de uma vacina e potencial escassez de recursos.

Indispensáveis e essenciais, os trabalhadores da limpeza encaram rotinas exaustivas, são mal remunerados e em muitos casos acumulam dois empregos, tendo como foco a manutenção da qualidade da limpeza e desinfecção de superfícies ambientais e a garantia de segurança do paciente, profissionais e visitantes nesse quesito.

Entre os principais desafios enfrentados por esses trabalhadores no enfrentamento da pandemia mundial provocada pela COVID-19 estão a falta de equipamentos de proteção individual, sobrecarga de trabalho e impactos na saúde mental.

Desafios

A equipe de higienização enfrenta diariamente inúmeros desafios, tais como:

- Sobrecarga de trabalho e consequente exaustão.
- Cobranças por produtividade mesmo com equipes reduzidas.
- Sentimento de impotência e culpa diante da alta demanda de trabalho.
- Transtorno de esgotamento (Burnout).
- Insuficiência e/ou qualidade duvidosa de EPIs, tendo como consequência maior exposição ao risco e ao contágio.
- Equipamentos e materiais de limpeza obsoletos que expõem o trabalhador a riscos ergonômicos e demandam maior tempo, energia e movimento para a realização das operações de limpeza.
- Ausência de treinamentos continuados e *feedback*.
- Pânico e sentimento de vulnerabilidade diante da possibilidade de se contaminar ou levar o vírus para seus familiares.
- Estresse, insegurança e impotência ao testemunhar um número significativo de mortes.
- Transporte público lotado.
- Distanciamento familiar, seja por carga horária excessiva, seja por impedimento necessário para a proteção da saúde de contactantes pertencentes ao grupo de risco.
- Falta de condições para adesão ao isolamento social em casos de suspeitos ou confirmados: casas pequenas, poucos cômodos e muitos residentes.

Enfrentamento do medo

Certamente, o estresse, a ansiedade e até o pânico serão sentidos pela primeira vez ou exacerbados para muitos trabalhadores da limpeza durante o enfrentamento da pandemia, no entanto, é importante que saibam que isso não significa que o profissional não possa mais exercer seu trabalho, mas sim que deve redobrar a atenção nos cuidados com a saúde mental e sua vida emocional. Nesse momento, é fundamental lembrá-los que não estão sozinhos, vários colegas de trabalho podem estar enfrentando o mesmo problema. Compartilhar seus sentimentos com o outro pode ser de grande valia.

Sinais de alerta

Tanto a liderança do serviço, como os próprios trabalhadores da limpeza devem conhecer e estar atentos aos principais alertas que indicam os sinais de esgotamento: dificuldade para dormir, prejuízo da atividade laboral, descuido com o autocuidado, sentimentos de raiva, crises de ansiedade, solidão e pânico. Diante desse quadro é importante que o líder sinalize à pessoa a percepção de que ela se encontra fragilizada e incentive-a a buscar ajuda de profissionais de saúde mental, sem que confunda fragilidade com fraqueza ou inabilidade de lidar com a situação.

O encorajamento para que esse trabalhador procure um especialista em saúde mental é fundamental. Muitas instituições contam com serviços de apoio mental ou mesmo psicólogos do próprio serviço de saúde com experiência para acolher tanto pacientes como profissionais em situação de crise.

Diante da situação de pandemia com muitas vidas sendo perdidas, várias iniciativas institucionais estão sendo criadas para apoiar e reduzir danos à saúde mental do trabalhador, como por exemplo:

- Manter um canal de comunicação aberto para trabalhadores da saúde que manifestem sintomas de estresse e ansiedade.
- Criar oportunidades para que os colaboradores se reúnam e troquem informações entre si sobre o legado de aprendizagem que receberam durante a pandemia, uma forma de enxergar pontos positivos mesmo diante da crise.
- Incluir no Plano de Contingência núcleos de apoio à saúde mental, tanto para aos trabalhadores da saúde como para familiares de vítimas da COVID-19.
- Além de acesso a consultas com psicólogos e psiquiatras, oferecer recursos audiovisuais de orientação e apoio à saúde mental para quem necessitar, como, por exemplo, aplicativos e vídeos.
- Em casos mais graves, em que a intervenção deve ser urgente, a chefia imediata deve comunicar ao departamento de recursos humanos sobre a necessidade iminente de uma consulta com um profissional especializado em saúde mental.

ATENÇÃO! É preciso e necessário reconhecer nossas fragilidades!

Muitos trabalhadores hesitam em aceitar ajuda e suporte psicológico, geralmente por preconceito ou vergonha. Não cabe mais a ilusão de que somos inabaláveis e que nunca adoecemos mentalmente, mesmo diante do isolamento, da incerteza e do medo da COVID-19.

Qualquer pessoa, mesmo quem nunca tenha tido qualquer problema mental ou psicológico, pode manifestar algum tipo de comprometimento de uma hora para outra. Ninguém está imune a isso, não se deve autonegligenciar a saúde física ou mental.

ATENUANDO O IMPACTO PSICOSSOCIAL DA COVID EM PROFISSIONAIS DE SAÚDE

De acordo com a ANVISA, no contexto da pandemia por COVID-19, o termo profissionais dos serviços de saúde se estende a todos aqueles que atuam em espaços e estabelecimentos de assistência e vigilância à saúde, compreendendo tanto os profissionais da saúde (enfermeiros, médicos etc.), quanto os profissionais de apoio, como por exemplo, o trabalhador do serviço de limpeza.

Uma carta ao editor de Psiquiatria e Neurociências Clínicas e um estudo realizado em um hospital universitário descreveram algumas medidas com o objetivo de mitigar o impacto psicossocial da COVID-19 em profissionais dos serviços de saúde (Maunder R et al., 2003; Wu PE, 2005).

Comunicação rápida, frequente e transparente por parte dos gestores

É preciso que os gestores sejam verdadeiros e mostrem a real situação da instituição frente à crise gerada pela pandemia e apresentem as políticas institucionais criadas para o enfrentamento.

Reconhecimento do desconhecido

Mesmo diante das incertezas e do medo, os supervisores devem reconhecer as dificuldades em lidar com a nova doença, mas também tranquilizar suas equipes, nunca omitindo os reais impactos da COVID-19. É preciso manter os colaboradores bem informados sobre a situação institucional, porém conscientes da gravidade do problema.

Apoio aos trabalhadores

O apoio não deve ser resumido a apenas ouvir e falar, mas também apresentar planos baseados em evidências claras de que estão dispostos a apoiar os trabalhadores, com fornecimento adequado de suprimentos de EPIs, equipamentos e até suporte psicossocial.

Apoio psiquiátrico

Disponibilizar atendimento presencial ou virtual gratuito, com especialistas, para os que necessitam de apoio psiquiátrico.

Exaltação dos valores da profissão

Sempre que possível, lembrar os colaboradores de que o altruísmo e o ato de servir o próximo é um bem maior inerente às profissões de todos que atuam na linha de frente. Isto fará com que os trabalhadores se sintam mais confortáveis consigo mesmo.

SUGESTÕES DA OMS PARA ENFRENTAMENTO E PREVENÇÃO DE CONSEQUÊNCIAS PSICOLÓGICAS E MENTAIS RELACIONADAS AO NOVO CORONAVÍRUS

O guia com cuidados da saúde mental da OMS propõe sugestões que contribuem para o enfrentamento de consequências psicológicas e mentais decorrentes do novo coronavírus, principalmente para os que atuam na linha de frente:

Encare como normal se sentir estressado, ansioso e fragilizado diante de um quadro de pandemia

Você não está só, muitos de seus colegas de trabalho sentem o mesmo que você. Esse quadro não indica que você não é capaz de fazer seu trabalho, nem que seja fraco. Gerencie neste momento sua saúde mental, sem esquecer da saúde física.

Cuide de você e de suas relações pessoais

Cuidar da saúde física, das relações familiares, afetivas e dos aspectos emocionais torna-se muito importante para dar o suporte necessário à resiliência em meio a uma crise, ou seja, estimular nossa capacidade de adaptação e resistência diante do imprevisto.

- Faça pausas e descanse entre os turnos de trabalho e até mesmo reserve um momento para você durante o expediente.
- Mantenha uma alimentação saudável.
- Pratique exercícios de respiração e meditação.
- Fique em contato com a família e com os amigos, mesmo que de forma virtual.

- Evite álcool, tabaco ou outras drogas, pois, em longo prazo, pioram o seu bem-estar físico e mental.
- Não negligencie os sinais de alerta e gatilhos que colocam em risco sua saúde mental. Busque apoio especializado.
- Participe de grupos de apoio *on-line*. Grupos de apoio virtual podem auxiliar no processo de estabilização emocional e no reenquadramento de projetos e planos.

Informe-se sobre apoio psicossocial e mental aos profissionais que trabalham no enfrentamento do novo coronavírus em sua instituição

A instituição deve informar aos trabalhadores sobre como e quem procurar nos serviços de apoio psicológico em caso de necessidade, mesmo que não precisem no momento. Caso não exista esse serviço, é importante que saibam para onde devem ser encaminhados em situações emergenciais.

Rodízio de pessoal nas diferentes áreas institucionais

Embora a recomendação seja a de manter profissionais de limpeza exclusivos para áreas com pacientes suspeitos ou confirmados de COVID-19, cabe à liderança do serviço de higienização identificar os trabalhadores que apresentem sinais de alerta e remanejá-los para áreas menos estressantes enquanto o período de crise emocional durar.

Reconhecer a realidade da doença mental como uma doença que rouba suas vítimas de significado, conexões sociais e capacidade de atuarem na sociedade é o primeiro passo!

SUPORTE PSIQUIÁTRICO DO SUS PARA PROFISSIONAIS DE SAÚDE

O Ministério da Saúde entende que os cuidados com a saúde mental desses profissionais não podem esperar, e medidas de intervenção visando reduzir ao impacto dessa pandemia implica esforços de curto, médio e longo prazo. Diante disso, a ação estratégica "O Brasil Conta Comigo" garante atendimento psíquico aos profissionais que estão na linha de frente do combate à COVID-19. O suporte psiquiátrico é oferecido pelo Ministério da Saúde.

Essa medida visa cuidar da saúde mental dos profissionais contratados pelo Governo Federal para auxiliar os gestores do Sistema Único de Saúde (SUS) nas ações de enfrentamento à pandemia nos estados.

O apoio psiquiátrico a esses profissionais é resultado da parceria do Ministério da Saúde e a Associação Brasileira de Psiquiatria (ABP).

BIBLIOGRAFIA

Agência Nacional de Vigilância Sanitária. Brasília. Nota Técnica No 7/2020. Brasília. Orientações para prevenção e vigilância epidemiológica das infecções por SARS-CoV-2 (COVID-19) dentro dos serviços de saúde. [Internet]. 2020 Ago 05 [acesso 15 ago 2020]. Disponível em: HTTP//portal.anvisa.gov.br/documents/33852/271858/NOTA+T%C3%89CNICA+-GIMS-GGTES--ANVISA+N%C2%BA+07-2020/f487f506-1eba-451f-bccd-06b8f1b0fed6

Faculdade de Medicina da Universidade Federal de Minas Gerais. Profissionais da linha de frente encaram desafios de saúde mental na pandemia. 2020 Mai 22 [Internet]. Disponível em: https://www.medicina.ufmg.br/profissionais-da--linha-de-frente-encaram-desafios-de-saude-mental-na-pandemia/

Maunder R, Hunter J, Vincent L, et al. The immediate psychological and occupational impact of the 2003 SARS outbreak in a teaching hospital. CMAJ. 2003;168(10):1245-1251.

Ministério da Saúde. Brasília. Profissionais de saúde contam com suporte psiquiátrico no SUS. 2020 Mai 08 [Internet]. Disponível em: https://www.saude.gov.br/noticias/agencia-saude/46858-profissionais-de-saude-contam-com--suporte-psiquiatrico-no-sus

Organização das Nações Unidas. OMS divulga guia com cuidados para saúde mental durante pandemia. 2020 Mar 18 [Internet]. Disponível em: https://news.un.org/pt/story/2020/03/1707792

Wu PE, Styra R, Gold WL. Mitigating the psychological effects of COVID-19 on health care workers. CMAJ 2020. doi: 10.1503/cmaj.200519; early-released April 15, 2020. Disponível em: https://www.cmaj.ca/content/cmaj/early/2020/04/15/cmaj.200519.1.full.pdf

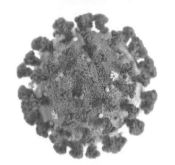

Capítulo **10**

PÓS-PANDEMIA

A pergunta que muitos fazem é: teremos um legado permanente na pós-pandemia ou tudo não passa de um impacto passageiro?

Embora não tenhamos motivos para comemorar diante do quadro devastador causado pela COVID-19, que ceifou milhares de vidas, deixando famílias desamparadas, além do crescente índice de desemprego decorrente, não podemos negar que durante o período de pandemia tivemos avanços transformadores para o sistema de saúde brasileiro e mudanças drásticas no ambiente e no comportamento.

Muitas ações determinadas pelos comitês de crise envolvidos no combate ao novo coronavírus, se continuadas, servirão para melhorar as condições de saúde pública no País.

Diante da urgência que o problema requer, hospitais resgataram respiradores esquecidos e consertaram, outros desenvolveram novos modelos nacionais em tempo recorde a preços baixos quando comparados aos importados, enfim, os hospitais sairão da crise mais abastecidos com relação a esse item indispensável em unidades de terapia intensiva.

Especificamente para os serviços de limpeza, a falta de investimento em equipamentos e materiais com mais tecnologia e eficiência foi sentida por muitos serviços de saúde. Em muitos casos, comprometeu a produtividade, como consequência, nem sempre a velocidade exigida para a execução dos processos de limpeza correspondeu às expectativas.

Uma queixa constante dos contratantes do serviço de limpeza em serviços de saúde é com relação ao seu custo, assim como o custo dos equipamentos necessários para um melhor desempenho. A esperada conscientização dos administradores após uma crise sem precedentes que vivenciaram pode trazer um novo olhar para o serviço: de que não podemos apenas nos restringir ao que queremos pagar, mas sim, primar pela qualidade da limpeza, pela profissionalização do serviço, pelas novas tecnologias, pela produtividade, pelo bem-estar, segurança e satisfação do cliente. Os exigentes clientes já não são tão leigos, foram informados pela mídia e por especialistas sobre produtos adequados, estão atentos a todas as medidas preventivas, acompanham comunicados da ANVISA e OMS, enfim, querem a melhor limpeza que possa ser feita.

Com relação a recursos humanos, como já convivíamos com déficit crônico de trabalhadores na saúde, principalmente em hospitais públicos, a necessidade de ampliar o quadro de pessoal rapidamente forçou a ação governamental de aceleração de processos seletivos para a contratação emergencial. No momento, é incerto sabermos se os quadros atuais se manterão ou se vai haver demissões tão logo a crise termine.

No aspecto geral de serviços de saúde, teremos na pós-pandemia grande demanda para atender a população com necessidades postergadas: cirurgias, consultas, exames etc. Esse panorama poderá ajudar na manutenção do quadro atual de funcionários da limpeza ou até impulsionar mais contratações, dependendo do serviço de saúde.

É possível também pensar em profissionalização da limpeza como legado. Nunca esse segmento ganhou tanta visibilidade, as cobranças se multiplicaram e os clientes estão cada dia mais exigentes. Felizmente a limpeza ganhou holofotes, mas precisamos garantir que a chama se mantenha acesa, que tanto a comunidade hospitalar, como a população em geral continuem a cobrar o rigor na execução dos processos como se estivéssemos com um permanente grande inimigo invisível aguardando falhas para contaminar ambientes e pessoas.

Dessa forma, e com o mesmo nível de exigência, a capacitação terá que deixar de ser amadora e tornar-se profissional. Se os serviços de saúde e empresas que prestam serviços de limpeza aproveitarem a oportunidade gerada pela crise, poderão criar ou aperfeiçoar centros de treinamento especializados, adequando-os de acordo com as lições aprendidas com a pandemia.

Treinamentos deverão ser mais dinâmicos, inteligentes, motivadores, mais frequentes, mais rápidos, pontuais, modulares, realísticos e a construção de indicadores deverá ser realizada com participação direta da

118 Limpeza e Desinfecção de Superfícies Ambientais em Tempos de Pandemia de COVID-19

liderança e também de colaboradores. Da mesma forma que ocorre durante o período de pandemia (em alguns serviços), o *feedbak* deverá ser contínuo, *in loco*, com a presença constante do líder durante a execução de operações de limpeza.

Outro ponto de extrema importância é a participação do trabalhador da limpeza no planejamento desse treinamento, pois ele se sentirá inserido no processo, envolvido diretamente com a liderança e empoderado. O sentimento de pertencimento fará toda a diferença e será determinante para o sucesso.

A motivação gerada pela capacitação focada na profissionalização da limpeza pode contribuir para a redução do *turnover*, que, quando alto, não viabiliza a retenção do funcionário já qualificado.

Não cabe mais o líder a distância! Um pequeno erro de processo de higiene pode levar a um desfecho desfavorável ao paciente.

No entanto, a falta de investimento em recursos humanos e materiais poderá comprometer até processos mais básicos e manchar a imagem institucional. Não caberá mais o famoso "quero contratar o serviço mais barato", tem que ter custo e benefício. O bom administrador deve reconhecer a importância de investir em tecnologias que agreguem valor e apresentem evidências científicas que, aliás, nunca foram tão difundidas e discutidas na mídia.

Todo pós-guerra traz um legado e talvez o maior deles na guerra contra a COVID-19 será a mudança de comportamento com relação a etiqueta respiratória, higiene correta e frequente das mãos, aumento da frequência da limpeza e desinfecção das superfícies mais tocadas, uso adequado de EPIs etc., que são medidas de prevenção e controle não só contra o novo coronavírus, como também de muitas outras doenças: respiratórias, gastrointestinais etc.

Este legado vale tanto para a população geral, como para profissionais de saúde e trabalhadores de limpeza. Engana-se quem pensa que tais medidas tão recomendadas não são legado para as equipes de higienização, pois subentende-se que elas já deveriam estar executando os processos de forma correta, pois, uma coisa é receber treinamento

uma coisa é receber treinamento para que saibam como fazer, outra é ter conscientização da importância. É essa conscientização que veio para ficar, de certa forma, o medo de contrair COVID-19 contribui para isso.

Por fim, também como legado, não podemos ignorar o quanto as evidências científicas estão sendo mais respeitadas. O "achismo" e as suposições no momento de decisão sobre a compra de um produto, equipamento ou até em uma mudança de processo terão que ser substituídos pelo embasamento na literatura científica. Sabemos que muitos já o fazem, mas, agora, espera-se que a argumentação com gestores fique mais fluida.

A pandemia mudou profundamente a forma como a limpeza é feita em empresas, escolas, comércio etc. Empresas de todos os portes terão que se adequar para a retomada, incorporando novos protocolos sob o olhar exigente dos clientes.

A higienização das mãos antes e após cada procedimento, antes da colocação e após a retirada de EPIs, antes e após ir ao banheiro, a intensificação da limpeza e a desinfecção de superfícies com maior contato, uso adequado e racional de EPIs, a utilização de produto químico correto e sem misturas, a etiqueta respiratória e o distanciamento social são apenas parte do cenário do novo normal para a retomada em todos os setores.

Os impactos do novo normal certamente contribuirão para novos padrões de higiene pessoal e ambiental que visam à prevenção e ao controle da disseminação do novo coronavírus e, consequentemente, de outras doenças entre a população.

A história mostra que as epidemias são cíclicas, portanto, não podemos afirmar que não passaremos por uma nova pandemia no futuro. Se temos uma chance para aprender a lição e mudar, o momento é agora!